U0385125

脑卒中防治系列丛书

总主编　王陇德

脑卒中内科治疗
第 2 版

主　编　徐　运　蒲传强　崔丽英

副主编　王拥军　曾进胜　樊东升

编　委（以姓氏笔画为序）

于生元　王　柠　刘　鸣　许予明

杜怡峰　李敬伟　杨　弋　吴家勇

何　俐　何志义　汪　昕　张　扬

张　馨　张梅娟　张微微　武　剑

罗　云　罗本燕　赵　钢　赵性泉

胡　波　施福东　徐安定　唐北沙

彭　斌　董　强　谢　鹏　楼　敏

人民卫生出版社

·北京·

图书在版编目（CIP）数据

脑卒中内科治疗 / 徐运，蒲传强，崔丽英主编 . —
2 版 . —北京：人民卫生出版社，2021.9
（脑卒中防治系列丛书）
ISBN 978-7-117-31564-7

Ⅰ.①脑⋯ Ⅱ.①徐⋯ ②蒲⋯ ③崔⋯ Ⅲ.①脑血管
疾病 – 内科学 – 治疗学 Ⅳ.①R743.05

中国版本图书馆 CIP 数据核字（2021）第 085910 号

人卫智网	www.ipmph.com	医学教育、学术、考试、健康， 购书智慧智能综合服务平台
人卫官网	www.pmph.com	人卫官方资讯发布平台

脑卒中防治系列丛书
脑卒中内科治疗
Naocuzhong Fangzhi Xilie Congshu
Naocuzhong Neike Zhiliao
第 2 版

主　　编：徐　运　蒲传强　崔丽英
出版发行：人民卫生出版社（中继线 010-59780011）
地　　址：北京市朝阳区潘家园南里 19 号
邮　　编：100021
E - mail：pmph @ pmph.com
购书热线：010-59787592　010-59787584　010-65264830
印　　刷：中农印务有限公司
经　　销：新华书店
开　　本：850×1168　1/32　　印张：8
字　　数：153 千字
版　　次：2016 年 4 月第 1 版　　2021 年 9 月第 2 版
印　　次：2021 年 9 月第 1 次印刷
标准书号：ISBN 978-7-117-31564-7
定　　价：38.00 元

打击盗版举报电话：010-59787491　E-mail：WQ @ pmph.com
质量问题联系电话：010-59787234　E-mail：zhiliang @ pmph.com

《脑卒中防治系列丛书》

编　委

总主编　王陇德

编写专家委员会（以姓氏笔画为序）

马　林	王　硕	王　强	王拥军	毛　颖
白玉龙	邢英琦	华　扬	刘建民	刘晓丹
许东升	李　强	李明子	杨　莘	杨鹏飞
沈　英	宋为群	张　辉	张永巍	张鸿祺
陆建平	陈　敏	岳　伟	周生来	单春雷
胡昔权	胡瑞萍	施海彬	娄　昕	顾宇翔
徐　运	常　红	崔丽英	康德智	梁建姝
彭　亚	惠品晶	焦力群	曾进胜	游　潮
蒲传强	蔡卫新	樊东升		

出版说明

　　心脑血管疾病等慢性非传染性疾病严重危害民众健康，特别是脑卒中，是我国居民致残、致死的首要原因，给居民家庭和社会带来沉重负担。为应对脑卒中防治的严峻形势，国家卫生健康委于 2009 年启动脑卒中防治工程，组织各级卫生健康行政部门、疾控机构、医疗机构等共同开展脑卒中防治工作，建立了覆盖全国的脑卒中防治体系，为我国心脑血管病防治工作开展了大量有益探索。

　　为推进各级医疗机构脑卒中防治工作的规范化，国家卫生健康委脑卒中防治工程委员会办公室（后简称"办公室"）组织专家充分借鉴国际先进经验，结合我国医疗机构对脑血管病的医疗实践，组织编写了《脑卒中防治系列丛书》，该系列丛书于 2016 年正式出版，得到广大医务工作者的欢迎。2020 年，办公室根据国内外相关指南的更新及临床工作发展需要，再次组织专家对《脑卒中防治系列丛书》进行修订。

　　修订后的丛书有如下特点：

　　1. 丛书分册设置按照脑卒中各相关专业构成和业务能力发展的要求作了调整。本版丛书分为《脑卒中外科治疗》《脑卒中内科治疗》《脑卒中介入治疗》《脑卒中影像学评估》《脑卒中健康管理》《脑卒中血管超声》《脑卒中康复治疗》《脑卒中专科护理》8 本。

2. 丛书内容的学术水平进一步提升。全套丛书均由来自全国大型综合三级甲等医院的知名专家和临床一线的中青年优秀专家直接参与编写工作。

3. 丛书内容的权威性进一步增强。参考文献来源于国内外各相关专业委员会制定的指南、规范、路径和教材。

4. 丛书内容在保持先进性的同时，更侧重于临床适用，利于脑卒中防治规范化培训工作的开展。

丛书除适合于各级医院脑卒中相关临床工作者阅读之外，还适合综合性医院临床型研究生规范化培训使用。希望本套丛书的出版为提高我国脑卒中防治的综合能力、遏制脑血管疾病的高发态势、维护广大人民群众的健康权益做出应有的贡献。

由于编纂时间仓促，丛书中难免有疏漏之处，敬请广大读者不吝赐教，提出宝贵意见。

国家卫生健康委脑卒中防治工程委员会办公室
2020 年 11 月 10 日

防治卒中
健康中国

题赠国家卫生计生委
脑卒中防治工程
陈竺 二零一五年四月二十八日

前　言

　　脑卒中具有发病率高、致死率高、致残率高、复发率高的特点，是严重危害我国国民健康的重大慢性非传染性疾病之一。自 2005 年以来，脑卒中一直是我国国民第一位疾病死亡原因，也是我国 60 岁以上人群肢体残疾的首要原因。我国每年新发脑卒中患者达 350 余万人，给患者家庭及社会造成了巨大负担。

　　自 2009 年国家启动脑卒中防治工程至今，始终秉承"关口前移、重心下沉，提高素养、宣教先行，学科合作、规范诊治，高危筛查、目标干预"的防治策略开展防治工作。各级卫生健康行政部门认真组织，医疗机构和广大专家学者积极参与，以脑卒中筛查与防治基地医院和卒中中心建设为抓手，在推进区域脑卒中急救体系建设、推行多学科协作、推广脑卒中防治适宜技术、提升脑卒中筛查与干预质量及探索慢性病防治模式等方面取得了一定成效，搭建了全国统一的中国脑血管病数据库，基本建立了涵盖"防、治、管、康"一体化的脑卒中防治工作体系。

　　广大医务人员是脑卒中防治的中坚力量，树立科学的防治理念和具备过硬的技术能力直接关系到脑卒中防治水平的提升。为此，国家卫生健康委脑卒中防治工程委员会于 2016 年组织国内脑卒中防治领域知名专家编写出版了《脑卒中防治系列丛书》。丛书为推动全国脑卒中防治适宜技术规范化培训工作的广泛开展提供了科学权威的指导。

近年来，随着全国脑卒中防治工作的持续深入开展，特别是《脑卒中综合防治工作方案》《医院卒中中心建设与管理指导原则（试行）》及《关于进一步加强脑卒中诊疗管理相关工作的通知》等一系列政策文件的相继发布，为我国脑卒中防治工作确定了新标准、提出了新要求。2019 年，国家卫生健康委脑卒中防治工程委员会邀请徐运、蒲传强、崔丽英、康德智、张鸿祺、刘建民、缪中荣、单春雷、宋为群、娄昕、马林、李明子、华扬、蔡卫新、常红等专家，结合国内外医学最新进展，以及全国 400 余家脑卒中筛查与防治基地医院和卒中中心的实践经验，对《脑卒中防治系列丛书》进行修订再版，调整为脑卒中内科治疗、外科治疗、介入治疗、康复治疗、影像学评估、健康管理、血管超声和专科护理共 8 个专业分册，旨在推广科学、规范的工作模式和方法，指导各医疗机构和广大医务人员规范开展脑卒中防治工作，提升全国各地脑卒中诊治"同质化"水平。

本次修订再版得到了国内数十位脑卒中防治领域知名专家和学者的积极参与和大力支持。在此我谨代表国家卫生健康委脑卒中防治工程委员会对参与本书编写的各位专家表示衷心的感谢。当然，在丛书付梓之际仍难免存在一些不足，也希望国内脑卒中防治领域的专家和医务工作者们对本书不足之处提出宝贵的意见和建议。希望在我们的共同努力下，将此系列丛书打造为全国脑卒中防治工作的权威用书，指导我国脑卒中防治工作规范、有序的开展。

2020 年 11 月 20 日

目　录

第一章
我国脑卒中的流行病学概况、治疗和预防现状

第一节　我国脑卒中的流行病学概况

　　脑卒中又称急性脑血管病，临床上以急性起病和局灶性神经功能缺失为主要特征。我国是世界上脑卒中发病率最高的国家，脑卒中具有高发病率、高致残率、高致死率、高复发率的流行病学特征，且经济负担高。最新全球疾病负担研究（global burden of disease，GBD）显示我国总体脑卒中终生发病风险为39.9%，位居全球首位。脑血管病自2008年起已经超过恶性肿瘤成为我国居民的首位疾病死因，目前我国仍处于脑卒中发病率的上升阶段。根据GBD数据，我国缺血性脑卒中发病率由2005年的112/10万升至2017年的156/10万，出血性脑卒中发病率由2005年的96/10万降至2017年的62/10万。随着人口的增长和老龄化的趋势，脑卒中风险仍继续增加，世界范围内的脑卒中负担也会随之加重。与发达国家相比，我国脑卒中具有五大特征：①卒中患者发病年龄相对较小；②急性脑小血管病占比较高；③脑梗死伴颅内动脉狭窄占比

较高；④心源性脑栓塞在缺血性脑卒中中占比较低；⑤脑卒中疾病负担高于心脏疾病。

一项纳入 12 个中国卒中流行病学调查研究的荟萃分析显示，从 1980—2005 年，脑卒中发病率为每年 128.3/10 万，2005 年后，每年增加 21.3/10 万，在 2013 年达到 298.7/10 万。但自 1980—2017 年，与脑卒中相关的死亡率却以每年 6.5/10 万的速率缓慢下降。2013 年一项涵盖全国 31 个省（自治区、直辖市）的 155 个县（区）、累计 480 687 例、年龄 ≥ 20 岁的成年人流行病学调查显示，中国 20 岁以上成年人的脑卒中标化患病率、发病率和死亡率分别为 1 114.8/10 万、246.8/10 万和 114.8/10 万，复发率超过 30%，我国每年新发脑卒中病例为 240.8 万，约 112.0 万患者死于脑卒中。但在该项统计中尚不包括短暂性脑缺血发作（transient ischaemic attack，TIA）、无症状性腔隙性脑梗死和微出血。据流行病学调查结果推断，我国现存的 TIA 患者至少有 135 万人，每年新发病例超过 31 万人。GBD 数据显示：① 2017 年我国缺血性脑卒中患病率为 1 981/10 万（年龄标化率 1 470/10 万），出血性脑卒中患病率为 424/10 万（年龄标化率 309/10 万）；② 2017 年我国脑卒中死亡率为 149/10 万，粗死亡率较 1990 年相比上升 41%，而年龄标化死亡率下降 34%；2015—2017 年 PRINCE 研究纳入中国的 675 例 TIA/ 轻型缺血性脑卒中患者，3 个月缺血性脑卒中复发率为 6.8%，出血性脑卒中复发率为 0.7%。《2019 中国卫生健康统计提要》数据显示，2018 年我国居民因脑血管病致死比例超过 20%。所以，我国脑卒中流行情况十分严峻。

相较于 30 年前的同类调查结果，我国农村地区的患病率增加了 155.0%，发病率增加了 31.6%。另一项对天津农村地区长达 22 年的脑卒中监测结果显示，脑卒中发病率以 6.3% 的增长率快速上升。此外，基层地区的脑卒中患者由于卒中危险因素较多（高血压、糖尿病、血脂异常、吸烟）、健康意识薄弱、预防治疗措施不规范等原因，复发率也大大增加。2013 年农村地区的标化患病率、发病率和死亡率分别为 1 291.1/10万、298.2/10 万和 151.0/10 万，2018 年农村居民和城市居民的脑卒中死亡率分别为 160/10 万和 129/10 万，均提示农村显著高于城市地区，已经成为我国脑卒中流行的重灾区，是防控工作的重中之重。我国 2013 年有约 110 万与脑卒中相关的死亡病例，且脑卒中及其相关危险因素负担呈现出北方重于南方，农村重于城市的特点。

在我国脑卒中的亚型分布中，缺血性脑卒中约占全部脑卒中的 70%，出血性脑卒中则为 20% ~ 30%。其中，缺血性脑卒中患者大多具有多重危险因素且复发率高，随着人口老龄化和人们生活方式的改变，缺血性脑卒中的发病率明显上升，并以动脉粥样硬化性脑梗死占比最高。男性患者比例远高于女性患者，呈年轻化趋势发展。故对 40 岁以上的人群，尤其是男性，应加强对高血压、糖尿病、冠心病及高脂血症等脑卒中病因的预防工作。与发达国家相比，大部分发展中国家脑卒中患者的高血压和糖尿病患病率更高，而在颈动脉狭窄、高胆固醇血症及吸烟等危险因素中则明显低于发达国家。高血压作为首位危险因素，在我国具有发病率高，但治疗率和控制率低的特点，控制高血压是降低缺血性脑卒中发病风险的重要手段。对特定人群监测高血压和糖尿病等脑卒中高危因素，实施一级预防或二级预防策略，改善生活方式，加强体育锻炼，通过调控血压和血糖的方式降低脑卒中的患病风险，是降低脑卒中发病率工作中的重要举措。脑卒中的危险因素大部分是可控性的，近年来关于空气污染、心理因素等危险因素的研究也越来越多，年龄和性别作为脑卒中最重要的不可控因素也进行了大量研究。随着年龄的增加，脑卒中发病率相应升高，并以缺血性脑卒中的增加更为显著。性别对脑卒中发病率的影响则体现在：85 岁以上的女性相较于男性，其脑卒中患病率、致残率及致死率更高，功能性预后也更差。同时，不同性别对同一危险因素的脑卒中易感性也不相同。流行病学资料指出，男性（55～75 岁）和绝经后的女性是脑卒中的高危人群代表，由此引发了对性激素与脑卒中相关性的一系列研究，但目前多项研究结果并不一致，且在临床试验中激素替代治疗的效果也不理想。

2012 年统计学资料显示我国每年直接用于治疗脑卒中的费用在 120 亿元以上，各种间接经济损失使得每年因脑卒中的支出超过 200 亿元。因脑卒中的发病率呈持续增长趋势，目前脑卒中的医疗花费明显高于 8

年前。2017 年我国缺血性脑卒中出院人数为 3 122 289 人、出血性脑卒中为 523 488 人，相比 2007 年分别增长了 12 倍和 5 倍。2017 年我国缺血性脑卒中和出血性脑卒中患者人均住院费用分别为 9 607 元和 18 525 元，与 2007 年相比，分别增长了 60% 和 118%。脑卒中严重影响了患者的身心健康、社会功能及生活质量，对家庭、社会和国家也造成了沉重的经济负担，是目前我国亟待处理的重大社会公共卫生问题。

第二节 脑卒中的内科治疗和人群预防现状

一、脑卒中的超急性期 / 急性期诊疗现状

1. **绿色通道和血管再通诊治** 我国三级医院和部分二级医院均建立了急诊脑卒中绿色通道。国家卫生健康委脑卒中防治工程委员会 2019 年度报告显示，2018 年年底，全国共有脑卒中筛查防治基地医院 327 家，83% 的基地医院开通了绿色通道。具备随时溶栓能力的基地医院 267 家。急诊静脉溶栓数量快速增长，较 2017 年增长了 78%。2018 年度，全国高级脑卒中中心 280 家，静脉溶栓例数 43 486 例（rt-PA/ 尿激酶），其中尿激酶溶栓 7 282 例，占 16.7%，入院到给药的时间（door to needle time，DNT）中位数为 48 分钟。血管内介入再通技术包括：动脉溶栓、血管内机械取栓、导管吸栓、支架置入等。2018 年度急性缺血性脑卒中（acute ischemic stroke，AIS）的血管内介入再通

技术开展例数较 2017 年明显增加，共完成 14 535 例，其中桥接例数 4 415 例，占 30.4%。

2. 多模态 CT/MRI 的应用　大多数医院急诊均配备了"一站式"多模态 CT，少数医院配备了多模态 MRI。目前应用广泛，方便快捷，这对尽快明确诊断、确定是否取栓 / 介入 / 手术治疗提供了精准诊疗。多模态 CT 由常规 CT 扫描（noncontrast CT，NCCT）、CT 灌注（CT perfusion，CTP）及 CT 动脉造影（CT angiography，CTA）组成。NCCT 可以鉴别是否有出血；CTA 可以鉴别是否有动脉瘤或大血管闭塞；CTP 可以提供脑血流灌注情况、是否存在半暗带、侧支循环、血脑屏障完整性等信息，为进一步制订诊疗方案、预后判断奠定基础。

3. rt-PA、尿激酶　是目前恢复血流再通的主要药物。rt-PA 用于静脉溶栓的时间窗为 4.5 小时，尿激酶时间窗为 6 小时，使用时需排除静脉溶栓的禁忌证。于 2007 年启动的《中国国家卒中登记》（*the Chinese National Stroke Registry*）纳入了 132 家国内大型医院的脑卒中管理信息，2015 年报道，21.5% 的急性脑卒中患者在 3 小时内被送达急诊部，12.6% 的患者接受了溶栓治疗，1.6% 的患者接受了静脉内 rt-PA。从脑卒中发生到接受静脉治疗的中位时间为 180 分钟，DNT 的中位时间为 116 分钟，影像检查到治疗的中位时间为 90 分钟。2018 年大大改进。但乡村地区的非大型医院治疗情况有待调查统计。不同患者接受静脉 rt-PA 治疗机会有差异，年轻、送急诊更及时、高收入和高学历的患者接受 rt-PA 治疗的概率更大。我国近年来使用静脉内 rt-PA 进行溶栓治疗的势头越发明显。有些医院单用静脉内 rt-PA 治疗了 8 000 余例患者。尿激酶获批后在县级医院中已普遍使用。早在 2013 年，我国就已经采用多模态成像技术指导超过 6 小时的 AIS 患者静脉 rt-PA 治疗。2018 年，有研究将我国的缺血性脑卒中患者特征和护理质量进行了国际比较，分析纳入了《中国国家卒中登记》19 604 例急性缺血性脑卒中患者和《美国脑卒中登记》194 876 例患者。结果显示，我国在减少就诊延迟、提高溶栓治疗率等方面仍有较大的待提升空间。2019 年，一项研究比较了国内急性缺血性脑卒中护理的区域发展差异，发现我国东部地区在控制 DNT 时间、增加 rt-PA 治疗率方面要优于西部地区。

4. 抗血小板治疗 抗血小板药物主要包括血栓素 A_2（TXA_2）抑制剂阿司匹林、P2Y12 受体拮抗剂噻吩吡啶（氯吡格雷、普拉格雷）和非噻吩吡啶类（替格瑞洛）及糖蛋白（glycoprotein，GP）Ⅱb/Ⅲa 受体抑制剂阿昔单抗和替罗非班，以及磷酸二酯酶抑制剂（如双嘧达莫和西洛他唑）。目前我国主要应用的药物为阿司匹林、氯吡格雷，取栓和介入治疗后常短期静脉使用替罗非班。原则上，溶栓后 24 小时应用抗血小板药物；非溶栓患者，24 小时内应用单一抗血小板药物。我国王拥军教授主导的 CHANCE 研究（Clopidogrel in High-Risk Patients With Acute Nondisabling Cerebrovascular Events）显示，对于症状发作后 24 小时内轻型缺血性脑卒中和 TIA 患者，阿司匹林和氯吡格雷 21 天的双重抗血小板治疗优于单独使用阿司匹林，可在 90 天内降低脑卒中复发的风险，且不增加出血风险。其后，美国的 POINT 试验（Platelet-Oriented Inhibition in New TIA and Minor Ischemic Stroke）进一步证实了 CHANCE 研究的有效结论，但同时也指出，双重抗血小板药物治疗如果使用超过 21 天会有很大的出血风险。CHANCE 研究更新了欧美和中国的有关缺血性脑卒中急性期诊疗指南。

5. 抗血小板药物治疗具有个体差异性 有报道，5% ~ 45% 的患者服用阿司匹林无效、4% ~ 30% 的患者服用氯吡格雷无效，即药物抵抗问题，而且抗血小板药物副作用出血事件风险比例为 0.02% ~ 0.23%，值得关注。中国人 *CYP2C19*2*、*CYP2C19*3* 基因型（基因变异）超过 50%，酶功能低下较普遍，容易出现氯吡格雷抵抗，脑卒中复发风险高。联合药物基因组学和血小板功能试验可以帮助临床选择药物，尚需要多中心临床研究证据。

6. 抗凝治疗 抗凝治疗药物可选用普通肝素、低分子肝素、类肝素、口服抗凝剂、凝血酶抑制剂（如阿加曲班）等，但指南并不推荐普遍采取急性期抗凝治疗，仅在特殊人群中谨慎实施。

7. 其他治疗 降纤治疗方面，降纤酶、巴曲酶等药物在国内有应用。在神经保护的药物治疗方面，根据 2009 年 4 月在《中华神经科杂志》发表的中国脑卒中医疗质量评估（The China Quality Evaluation of Stroke

Care and Treatment，China QUEST）显示，静脉用神经保护剂治疗，包括依达拉奉、神经节苷脂、小牛脑糖苷肌肽注射液、马来酸桂哌齐特注射液、吡拉西坦注射液、胞磷胆碱和其他神经保护剂被用于临床实践。此外，包括中成药在内的传统医药也在探索实践之中。

二、脑卒中的人群预防现状

尽管在过去 20 年中，尤其在国家卫生健康委脑卒中防治工程委员会的大力推动下，脑卒中的临床诊治技术和疗效取得了较大的进步及提高，但由于不同程度的后遗症，影响患者的工作和日常活动能力，同时医疗费用不断增加，脑卒中的一级预防和二级预防仍然是降低其负担的有效方法。在此将对缺血性脑卒中预防现状进行概述。

一级预防是指危险因素的防控。脑卒中的危险因素分为不可干预和可干预的危险因素，不可干预的危险因素包括年龄、性别、种族、遗传因素、出生体重等；可干预的危险因素包括高血压、吸烟、糖尿病、心房颤动、其他心脏病、血脂异常、无症状性颈动脉狭窄、饮食和营养、缺乏身体活动、超重与肥胖、代谢综合征、饮酒、高同型半胱氨酸血症、口服避孕药、绝经后激素治疗、睡眠呼吸暂停、高凝状态、药物滥用、炎症和感染、偏头痛等，其中高血压是脑卒中最重要的危险因素。针对可干预性危险因素采取的措施是一级预防的主要内容。2002—2012 年大多数危险因素发生率都有所上升，2016 年中国慢性病前瞻性队列调查研究数据显示，高血压患病率随年龄增长而增加（从 35~39 岁的 12.6% 增加到 70~74 岁的 58.4%）。在性别差异方面，相对低年龄时，男性的高血压患病率高于女性（35~39 岁，男性 17.9%，女性 8.8%）；相对高年龄时，女性高血压患病率则略高于男性（70~74 岁，女性 60.2%，男性 56.2%）。我们开展了针对脑卒中的公众教育和一级预防倡议，取得了一定的成功，从 2002—2012 年，高血压的知晓率、治疗率和控制率分别提高了 16.3%、16.4% 和 7.7%，糖尿病的知晓率、治疗率和控制率也分别上升了 36.1%、33.4% 和 30.6%。从 1996—2012 年，烟草使用量下降了 7.2%。

此外，阿司匹林在脑卒中一级预防中的应用仍然存在争议，主要原则为确保获益大于风险。脑卒中首次发病风险评估与预警也是一级预防的重要内容，有利于建立个体化的预防策略。现有的脑卒中首次风险评估工具包括缺血性心血管病 10 年发病危险度评估表、中国多省市队列研究评估量表、中国脑卒中终生风险评估量表、脑血管功能积分、China-PAR 风险预测模型。

①对于动脉粥样硬化性心血管疾病（arteriosclerotic cardiovascular disease，ASCVD）高风险（10 年风险 > 10%）且出血风险低的人群，可考虑使用小剂量阿司匹林（75~100mg/d）进行脑血管病的一级预防（Ⅲ级推荐，A 级证据）。使用阿司匹林时，应充分评估出血风险，权衡利弊，进行个体化选择。②对于治疗获益

可能超过出血风险的女性高危患者，可以考虑使用阿司匹林（100mg/隔日）进行脑卒中的一级预防（Ⅲ级推荐，B级证据）。③可以考虑阿司匹林用于预防慢性肾病患者 [eGFR<45ml/（min·1.73m^2）] 首次脑卒中的发生（Ⅲ级推荐，C级证据）。但这一建议并不适用于严重肾病患者[4期或5期，eGFR<30ml/（min·1.73m^2）]（Ⅲ级推荐，C级证据）。④不推荐在 ASCVD 中低风险（10年风险 <10%）的人群中使用阿司匹林预防首次脑卒中的发生（A级证据）。⑤不推荐70岁以上老年人使用阿司匹林预防首次脑卒中的发生（B级证据）。

　　脑卒中的二级预防是减少复发和死亡的重要手段，针对脑卒中危险因素的干预仍然是二级预防的重要内容。抗血小板治疗能显著降低既往缺血性脑卒中或 TIA 患者严重血管事件的发生风险。CHANCE 试验显示，对于轻度脑卒中和短暂性脑缺血发作的患者，为期21天的氯吡格雷和阿司匹林双联抗血小板治疗是症状出现后24小时内的最佳抗血小板策略。研究发现氯吡格雷在预防脑卒中复发方面与阿司匹林同样有效。然而，氯吡格雷组的死亡率明显高于阿司匹林组。其他抗血小板药物包括阿司匹林和双嘧达莫复方制剂、噻氯匹定。目前，我国对伴有心房颤动（包括阵发性）的缺血性脑卒中或 TIA 患者，推荐使用适当剂量的华法林口服抗凝治疗，预防再发的血栓栓塞事件。2007—2012年，脑卒中二级预防的总体质量大幅提高，然而，心房颤动的抗凝率没有明显改善（2007—2008年为19.7%，2012—2013年为21%）。2017年一项研究结果提示，1999—2014 年，中国人群心房颤动相关缺血性脑卒中的发病率至少增长了 2.5 倍，其中大部分发病患者未接受抗凝治疗。针对症状性大动脉粥样硬化性缺血性脑卒中或 TIA 患者，可以采用非药物治疗减少复发和死亡。

然而，中国对循证建议和临床实践的依从性仍然远远低于美国等发达国家。研究发现，中国和美国在 3 小时内使用溶栓剂（18.3% *vs.* 83.6%）、DNT 时间 ≤ 60 分钟（14.6% *vs.* 48.0%）、深静脉血栓预防（65.0% *vs.* 97.8%）、心房颤动抗凝（21.0% *vs.* 94.4%）、脂质治疗（66.3% *vs.* 95.8%）和康复评估（58.8% *vs.* 97.4%）方面存在较大差距。

从以上几个方面观察我国缺血性脑卒中的一、二级预防情况发现，不仅需要加强患者健康教育，普及一级预防理念；也要使参与脑卒中预防工作的广大医师改变观念，重视二级预防的规范化，认真理解指南，将指南推荐的预防措施与临床实践密切联系起来。

第三节　提高脑卒中诊疗和预防水平的策略

作为一种造成社会与个人负担极大的高致死、致残性疾病，脑卒中诊疗与预防水平的提高有赖于国家公卫体系建设、区域医疗资源配置、医护人员培训及患者宣教等项目的协同发展。

建立健全国家脑卒中防治体系，是提升诊疗与预防水平的首要目标。而国家大数据平台、"健康中国"

项目计划、社区脑卒中筛查和宣教、远程医疗协作等领域的建设，成为脑卒中防治的"国家战略"：2011年及2015年，国家卫生健康委脑卒中防治工程委员会及中国卒中中心联盟分别设立，用以监测和评估脑卒中管理质量；2011年国家非传染性疾病（NCD）计划启动，将高危人群脑卒中筛查和干预列为重要内容；2017年国务院相关文件提出，到2025年将与脑血管疾病相关的死亡率降低15%；国家远程卒中中心自2014年起以"互联网＋医疗"的形式，指导农村及偏远地区脑卒中的防治；而中国卒中协会等非营利性组织，则一直致力于公众教育和学术活动……然而，考虑到我国低于20%的3小时内脑卒中入院率及基层医院相关医疗资源匮乏的现状，未来脑卒中防治体系的建设仍应着眼于院前急救体系和分级诊疗制度的持续完善。

目前我国国家卫生健康委脑卒中防治工程委员会在全国逐渐推行建立脑卒中筛查基地医院，各种脑卒中中心；中国卒中学会也建立了各层次的卒中中心；各省及地、市、县级卫健委均建立了脑卒中中心，对卒中的防控具有重大意义。

专业医疗资源的配置对医院脑卒中诊疗能力的提升起决定性作用。国内外临床实践证明，卒中中心（primary stroke centre，PSC）乃至综合卒中中心（comprehensive stroke center，CSC）的设立，可极大地改善脑卒中诊疗策略的制订及患者预后；但仅约1/3的中国脑卒中患者接受到了卒中单元（stroke unit，SU）管理，其中满足国际组织标准的则更少。因此，加快建立涵盖急诊室绿色通道、卒中单元、由神经内科主导的专业脑卒中救治团队及多学科（急诊、影像、神内、神外、检验、康复、介入等）协作团队的卒中中心，是未来脑卒中防治工作的重中之重。而医院内部也需进一步规范诊疗流程，明确质控指标；并加强区域合作，参与地方急救体系共建及"卒中地图"联合发布，促进地区脑卒中诊治水平的不断提升。

一线医务工作者作为脑卒中防治的核心力量，应该积极学习脑卒中诊疗的规范措施与流程，正本清源，将基于循证医学证据的脑卒中指南与自身诊治经验有机结合，真正为广大脑卒中患者更好的服务。此外，在精准医疗和人工智能时代，临床医师更应积极参与建立并运用以临床大数据、多模态影像资料（NCCT、CTA、CTP、DWI 等）、药物基因组学数据等为代表的精准诊疗评估体系，将其作为患者治疗、康复及二级预防方案定制订的有力依据；同时需进一步加强脑卒中后患者的护理、心理疏导及长期随访，切实推动"院前急救、院内治疗、院外康复、基层健康管理"服务体系的有效衔接，以及以患者为中心的"单病种、多学科"综合诊疗模式的不断发展。

脑卒中诊疗和预防水平的提高，也需要广大患者的积极参与。"中风120"脑卒中教育计划、社区健康科普乃至药物合剂研发，均可有效指导患者及高危人群进行早期症状识别和生活方式管理，提升其治疗依从性，对于脑卒中防治尤其是一、二级预防至关重要。

我国脑卒中的诊疗和预防事业任重而道远。在未来的临床实践中，仍需以科学的方法为指导不断加以探索，以期真正建立适合中国国情的全民脑卒中防治体系，不断规范和提高我国急性脑血管病的整体诊治水平，提高患者生存质量，推进新时期"健康中国"发展战略。

参 考 文 献

[1] FEIGIN V L, ABAJOBIR A A, ABATE K H, et al. Global, regional, and national burden of neurological disorders during 1990–2015: a systematic analysis for the Global Burden of Disease Study 2015 [J]. Lancet Neurol, 2017, 16(11):877-897.

[2] 《中国脑卒中防治报告 2019》编写组 .《中国脑卒中防治报告 2019》概要 [J]. 中国脑血管病杂志 , 2020, 17(5):272-281.

[3] BRAININ M. Stroke epidemiology in China: which are the next steps? [J]. Lancet Neurol, 2019, 18(4):325-326.

[4] WU S, WU B, LIU M, et al. Stroke in China: advances and challenges in epidemiology, prevention, and management [J]. Lancet Neurol, 2019, 18(4):394-405.

[5] HU S, CUI B J, MLYNASH M, et al. Stroke epidemiology and stroke policies in China from 1980 to 2017: A systematic review and meta-analysis [J]. Int J Stroke, 2020, 15(1):18-28.

[6] WANG W Z, JIANG B, SUN H X, et al. Prevalence, Incidence, and Mortality of Stroke in China: Results from a Nationwide Population-Based Survey of 480 687 Adults [J]. Circulation, 2017, 135(8):759-771.

[7] JIANG B, SUN H X, RU X J, et al. Prevalence, Incidence, Prognosis, Early Stroke Risk, and Stroke-Related Prognostic Factors of Definite or Probable Transient Ischemic Attacks in China, 2013 [J]. Front Neurol, 2017, 8:309.

[8] WANG J H, BAI L L, SHI M, et al. Trends in Age of First-Ever Stroke Following Increased Incidence and Life Expectancy in a Low-Income

Chinese Population [J]. Stroke, 2016, 47(4):929-935.

[9] GIBSON C L, ATTWOOD L. The impact of gender on stroke pathology and treatment [J]. Neurosci Biobehav Rev, 2016, 67:119-124.

[10] LIU L P, WANG D, WONG K S L, et al. Stroke and stroke care in China: huge burden, significant workload, and a national priority [J]. Stroke, 2011, 42: 3651-3654.

[11] LIU L, LIU J, WANG Y, et al. Substantial Improvement of Stroke Care in China [J]. Stroke, 2018, 49: 3085-3091.

[12] RUNQI W Q, DANIEL T L, WANG Y J, et al., International Comparison of Patient Characteristics and Quality of Care for Ischemic Stroke: Analysis of the China National Stroke Registry and the American Heart Association Get With The Guidelines-Stroke Program [J]. J Am Heart Assoc, 2018, 7(20):e010623.

[13] LI J, LIU J, MA Y, et al. Imbalanced Regional Development of Acute Ischemic Stroke Care in Emergency Departments in China[J]. Emerg Med Int, 2019: 3747910.

[14] Wang Y L, ZHAO X Q, LIN J X, et al. Association between CYP2C19 loss-of-function allele status and efficacy of clopidogrel for risk reduction among patients with minor stroke or transient ischemic attack [J]. JAMA, 2016, 316(1): 70-78.

[15] JIA D M, CHEN Z B, ZHANG M J, et al. CYP2C19 polymorphisms and antiplatelet effects of clopidogrel in acute ischemic stroke in China [J]. Stroke, 2013, 44(6): 1717-1719.

[16] 中华医学会神经病学分会, 中华医学会神经病学分会脑血管病学组. 中国脑血管病一级预防指南 2019 [J]. 中华神经科杂志, 2019, 52(9): 684-709.

[17] LI Z X, JIANG Y, LI H, et al. China's response to the rising stroke burden [J]. BMJ, 2019, 364 :l879.

[18] 中华医学会神经病学分会, 中华医学会神经病学分会脑血管病学组. 中国缺血性脑卒中和短暂性脑缺血发作二级预防指南 2014 [J]. 中华神经科杂志, 2015, 48(4):258-273.

[19] WANG Y L, PAN Y S, ZHAO X Q, et al. Clopidogrel with aspirin in acute minor stroke or transient ischemic attack (CHANCE) trial: one-year outcomes [J]. Circulation, 2015,132(1):40-46.

[20] CHI N F, WEN C P, LIU C H, et al. Comparison Between Aspirin and Clopidogrel in Secondary Stroke Prevention Based on Real-World Data [J]. J Am Heart Assoc, 2018, 7(19): e009856.

[21] LI Z X , WANG C J , ZHAO X Q, et al. Substantial Progress Yet Significant Opportunity for Improvement in Stroke Care in China [J]. Stroke, 2016, 47(11):2843-2849.

[22] CHIMATIRO G L, RHODA A J. Scoping review of acute stroke care management and rehabilitation in low and middle-income countries [J]. BMC Health Serv Res, 2019, 19(1):789.

[23] 楼敏，王伊龙，李子孝，等 . 中国卒中中心建设指南 [J]. 中国卒中杂志 , 2015, 10(6):499-507.

[24] ZERNA C, THOMALLA G, CAMPBELL B C V, et al. Current practice and future directions in the diagnosis and acute treatment of ischaemic stroke [J]. The Lancet, 2018, 392(10154):1247-1256.

第二章

脑卒中的人群一级预防

第一节　概述

　　疾病的一级预防也称为病因预防，是针对致病因素的预防性措施。随着医疗技术水平的进步，一些有效的防治方法在一定程度上能够降低脑卒中的发生率、致残率和致死率。研究证明，绝大部分脑卒中是可以预防的，有效的预防才是降低脑卒中发生的最佳途径，其中一级预防最应值得关注。针对脑卒中的危险因素积极地进行早期干预，从而减少脑卒中的发生。

　　我国中华医学会神经病学分会、国家卫生健康委脑卒中防治工程委员会、中国卒中学会及美国心脏协会（美国卒中协会）制定的脑卒中一级预防指南，均根据干预的可能性（不可干预、可干预或潜在可干预）和证据强度（证据充分或证据不太充分），将首次脑卒中的危险因素（直接增加疾病发生的可能性；或者如果缺乏或被去除，则疾病发生的可能性减少）或风险标志物（其属性或出现与疾病发生的可能性相关，但缺乏必然的因果关系）分为不可干预与可干预两类，可干预的危险因素又被分为证据充分及尚未充分证实的两个亚类。

第二节　不可干预的危险因素

一、年龄

年龄增长可导致心脑血管系统疾病风险累计效应及脑卒中危险因素的增加，显著增加缺血性脑卒中和脑出血的发病风险及发病率。天津农村地区长达 22 年的脑卒中监测结果发现，男性脑卒中，包括缺血性脑卒中和出血性脑卒中的发病年龄逐步呈年轻化趋势。

二、性别

各年龄段缺血性脑卒中和出血性脑卒中的患病率、发病率和死亡率男性均多高于女性，但在 80 岁以上年龄组，女性出血性脑卒中的发病率和脑卒中死亡率高于男性，可能是男女寿命差异的结果。

三、种族

流行病学研究显示，脑卒中的风险存在种族差异。与白种人（170～335/10 万）相比，45～74 岁中国人脑卒中的发病率（205～584/10 万）稍高，并且出血性脑卒中的比例也相对较高（33% *vs.* 12%）。

四、遗传因素

脑卒中是由遗传、环境和血管等多种因素引起的神经系统疾病，为复杂的多基因遗传病。脑卒中家族史可增加近 30% 的脑卒中风险（ OR=1.3，95% 可信区间为 1.2～1.5；P<0.000 01）。全基因组常见变异单核苷酸多态性的数据分析显示，心源性栓塞（32.6%）与大血管病（40.3%）遗传度相似，但小血管病遗传度较低（16.1%）。

颅内动脉瘤是常染色体显性遗传性多囊肾、关节松弛皮肤脆弱综合征Ⅳ型（EDS-Ⅳ，即所谓的血管型先天性结缔组织发育不全综合征）一种的特征性表现。研究发现在 8% 的常染色体显性遗传性多囊肾疾病（ADPKD）和 7% 的肌纤维发育不良患者中同时患有颅内动脉瘤。EDS-Ⅳ与椎动脉和颈动脉夹层、颈动脉海绵窦瘘和颅内动脉瘤等相关。

【推荐意见】

1. 询问家族史有助于识别脑卒中高风险个体（Ⅱ级推荐，A 级证据）。

2. 对于一级亲属中有 ≥ 2 人患蛛网膜下腔出血或可疑颅内动脉瘤的患者，可以考虑应用计算机断层造影（CTA）或磁共振血管造影（MRA）等非侵袭性技术筛查未破裂颅内动脉瘤（Ⅲ级推荐，C 级证据）。

五、出生体重

研究表明，出生时低体重者脑卒中的发生风险较高，出生体重小于 2 500g 者患脑卒中的风险是出生体重 4 000g 者的 2 倍以上，出生时体重和脑卒中风险呈显著的线性关系。但较正常出生体重组，出生时高体重组成年人肥胖的风险增加，并且与成年人颈动脉壁厚度的增加相关。

第三节　可干预的危险因素

一、高血压

高血压是脑卒中最重要的独立危险因素。在我国，73%的脑卒中与高血压有关。高血压和脑卒中之间存在明显的、连续的、一致的、独立的相关性。即使是在正常的血压范围内，血压越高，脑卒中的风险也越大。在控制其他危险因素后，收缩压每升高10mmHg（1mmHg=0.133kPa），脑卒中的相对发病危险增加30%。最近的荟萃分析显示，家庭自测血压对心脑血管疾病的发病率及死亡率的预测价值优于诊室血压（动态血压每增加1个标准差，死亡风险增加58%，HR=1.58，95%可信区间为1.56～1.60；临床测量收缩压每增加1个标准差，死亡风险增加2%，HR=1.02，95%可信区间为1.00～1.04）。脑卒中的风险除了与血压均值有关外，还与个体血压的变异性有关。

目前我国人群的高血压患病率呈逐年升高趋势。最新高血压调查显示，我国18岁以上成年人高血压患病率为23.2%，以此推算全国高血压患者数达2.45亿；正常值高限血压检出率为41.3%，人数达4.35亿。虽然高血压患者的知晓率、治疗率和控制率近年来有明显提升，但总体仍处于较低水平，分别为51.5%、46.1%和16.9%。导致我国人群高血压患者增多的重要危险因素包括高钠、低钾膳食、超重和肥胖等。

高血压的治疗目标主要是控制血压，以降低脑卒中等多种合并症的发生。收缩压与舒张压的控制达标同等重要，特别是对于收缩压的达标。健康的生活方式是防治高血压的首要措施，对于血压为正常值高限者（收缩压 120 ~ 139mmHg 或舒张压 80 ~ 89mmHg），首先建议非药物治疗及调整生活方式。早期或轻度高血压患者应首先采用改变生活方式治疗，对于 3 个月后效果仍不佳者应加用抗高血压药物治疗。一旦患者开始应用抗高血压药物治疗，需按时随诊，及时调整用药品种或剂量，直至血压达到目标水平。具体措施与《中国高血压防治指南（2018 年修订版）》一致。同时可以参考 10 年心血管风险的评估结果，制订个体化高血压治疗方案。

降压治疗能够降低脑卒中发病风险 20% ~ 30%，减少因高血压导致的相关脏器损害或死亡。但强化降压能否降低脑卒中的发生仍存在争议。一项针对高心血管风险的糖尿病患者 ACCORD（the Action to Control Cardiovascular Risk in Diabetes）降压试验结果显示，强化血压控制（收缩压 <120mmHg）较标准控制（<140mmHg）更能降低脑卒中发生风险（HR=0.59，95% 可信区间为 0.39 ~ 0.89），但两组的主要结局（联合非致死性心肌梗死、非致死性脑卒中或心血管病死亡）并无显著差异。收缩压干预试验（Systolic Blood Pressure Intervention Trial，SPRINT）研究显示，与标准降压治疗组（收缩压目标值 <140mmHg）相比，

强化降压治疗组（收缩压目标值 <120mmHg）降低了 25% 的心血管事件和 27% 的全死因死亡，但两组的脑卒中发生风险差异无统计学意义（$HR=0.89$，95% 可信区间为 0.63~1.25，$P=0.500$）。强化降压治疗研究的荟萃分析发现，强化降压治疗可在一定程度上降低脑卒中和心血管复合事件的发生率，但是增加了包括慢性肾病等严重不良事件的发生，在颈动脉或颅内动脉狭窄的亚组，强化降压的疗效尚无统计学意义。

各类抗高血压药物均可用于降低脑卒中发生风险。β 受体阻滞剂能够进一步降低近期心肌梗死患者的复合心血管事件的风险（$RR=0.29$，95% 可信区间为 0.22~0.34）；钙离子拮抗剂在脑卒中预防方面有一定的优势（$RR=0.92$，95% 可信区间为 0.85~0.98），血管紧张素转换酶抑制剂或血管紧张素受体 Ⅱ 拮抗剂对于糖尿病患者降压治疗可能存在额外获益。降低血压的目标因患者的各自特点及合并症不同而有所差异。基于药物基因组学的个体化降压治疗尚有待进一步研究。

【推荐意见】

1. 建议各级医院建立成年人首诊测量血压制度；30 岁以上者每年应至少测量血压 1 次；积极推荐家庭自测血压或 24 小时动态血压监测，有助于识别白大衣高血压或隐性高血压（Ⅰ级推荐，A 级证据）。

2. 推荐进行心脑血管事件发病风险评估，有助于选择启动药物治疗高血压的时机（Ⅰ级推荐，A 级证据）。

3. 正常血压高值者（收缩压120～139mmHg或舒张压80～89mmHg）应促进健康生活方式并每年筛查高血压（Ⅰ级推荐，A级证据）；如伴有充血性心力衰竭、心肌梗死、糖尿病或慢性肾病者，应给予抗高血压药物治疗（Ⅰ级推荐，A级证据）。

4. 早期或轻度高血压患者首先采用改变生活方式治疗，3个月效果仍不佳者，应加用抗高血压药物治疗。中度以上高血压患者除应改进饮食习惯和不良生活方式外，应进行持续、合理的药物治疗（Ⅰ级推荐，A级证据）。

5. **降压目标** 普通高血压患者应将血压降至<140/90mmHg（Ⅰ级推荐，A级证据）；伴糖尿病或蛋白尿肾病的高血压患者应进一步降低至130/80mmHg（Ⅱ级推荐，B级证据）。65～79岁老年人可根据具体情况降至<150/90mmHg，如能耐受，还应进一步降低至<140/90mmHg（Ⅱ级推荐，B级证据），≥80岁的老年人血压一般降至<150/90mmHg（Ⅱ级推荐，B级证据）。

6. 若能有效降压，各类抗高血压药物均可使用，以降低脑卒中发生风险。具体药物选择应基于患者特点和药物耐受性进行个体化治疗（Ⅰ级推荐，A级证据）。

二、吸烟

多项研究证据显示，吸烟是缺血性脑卒中重要且独立的危险因素。吸烟可增加缺血性脑卒中的相对危险 90%，增加蛛网膜下腔出血的危险近 2 倍。Kelly 等对 169 871 名 40 岁以上中国人群的前瞻性随访研究发现，吸烟是脑卒中的独立危险因素，且存在剂量反应关系。男性脑卒中事件发生和死亡的人群归因危险分别是 14.2% 和 7.1%，而女性则为 3.1% 和 2.4%。

吸烟与缺血性脑卒中的发生存在显著的剂量 - 反应关系。每日吸烟 <11 支者，其相对危险度为 1.46，但当每日吸烟 40 支以上时，其相对危险度达到 5.66。纳入 461 211 名中国慢性病前瞻性研究（China Kadoorie Biobank，CKB）发现，与从不吸烟者相比，每日吸烟 <15 支、15 ~ 24 支和 ≥ 25 支者，发生缺血性脑卒中的相对危险度分别是 1.17（95% 可信区间为 1.11 ~ 1.23）、1.22（95% 可信区间为 1.16 ~ 1.29）和 1.22（95% 可信区间为 1.13 ~ 1.31）。最近一项纳入 55 篇文献包括 141 个队列研究的荟萃分析结果表明，即使每天只吸 1 支烟，患冠心病和脑卒中的风险也比预期大得多，其风险是每天吸 20 支烟者的一半左右。对于合并有其他心脑血管疾病危险因素的吸烟者来说，没有一个安全的吸烟水平，这类人群应该以戒烟为目标，而不仅仅是减少吸烟量。

研究证实被动吸烟同样也是脑卒中的一个重要危险因素，在调整了 13 个潜在危险因素后，被动吸烟的女性发生脑卒中的风险是不存在被动吸烟女性的 1.56 倍（95% 可信区间为 1.03 ~ 2.35），而且与被动吸烟的数量和持续时间存在剂量 - 反应关系。近期一项包括 24 个研究的关于被动吸烟与脑卒中、缺血性心脏病和慢性阻塞性肺疾病的荟萃分析发现，被动吸烟者脑卒中的风险增加（$RR=1.35$，95% 可信区间为 $1.22 \sim 1.50$）。美国一项对 21 743 名参加者在 2003—2012 年的随访研究发现，在调整其他脑卒中危险因素后，被动吸烟可使脑卒中发生的风险增加 30%。

英国一项心血管疾病及其危险因素的前瞻性研究发现，调整其他危险因素后，吸烟者的脑卒中风险是不吸烟者的 3 倍多（$RR=3.7$，95% 可信区间为 $2.0 \sim 6.9$）。已戒烟者比吸烟者发生脑卒中的风险低，但比从不吸烟者发生脑卒中的风险高（$RR=1.7$，95% 可信区间为 $0.9 \sim 3.3$）。改吸烟斗和雪茄者发生脑卒中的风险也同样显著增加（$RR=3.3$，95% 可信区间为 $1.6 \sim 7.1$），与吸烟者发生脑卒中的风险相似；完全放弃吸烟者中，5 年内发生脑卒中的风险降低；其中 5 年内每日吸烟少于 20 支者戒烟后发生脑卒中的风险恢复到从不吸烟者的水平；每日大量吸烟者戒烟后发生脑卒中的风险是从不吸烟者的 2 倍（$RR=2.2$，95% 可信区间为 $1.1 \sim 4.3$）；经年龄调整后，彻底放弃吸烟者在随访 5 年内发生脑卒中的风险（$RR=1.8$，95% 可信区间为 $0.7 \sim 4.6$）比继续吸烟者低（$RR=4.3$，95% 可信区间为 $2.1 \sim 8.8$）。中国一项包括 12 704 名 40 岁以上的研究对象的社区横断面研究发现，与从不吸烟者比较，戒烟者的戒烟时间 <5 年、$5 \sim 19$ 年和 ≥ 20 年发生脑卒中的风险分别是 3.47（95% 可信区间为 $1.42 \sim 8.49$）、3.37（95% 可信区间为 $1.95 \sim 5.80$）和 0.95（95% 可信区间为 $0.49 \sim 1.84$）。

另有一些研究表明，社区禁烟令的颁布与降低脑卒中风险有关。美国亚利桑那州颁布全州范围多数室内公共场所（包括工作区、餐厅及酒吧等）禁烟令以来，脑卒中的风险比实行禁令前降低了14%。

【推荐意见】

1. 吸烟增加脑卒中发病风险是明确的。应动员全社会参与，在社区人群中采用综合性控烟措施对吸烟者进行干预，包括心理辅导、尼古丁替代疗法、口服戒烟药物等（Ⅰ级推荐，A级证据）。

2. 吸烟者应戒烟（Ⅰ级推荐，A级证据）；不吸烟者也应避免被动吸烟（Ⅰ级推荐，B级证据）。

3. 继续加强宣传教育，提高公众对主动与被动吸烟危害的认识。促进各地政府部门尽快制定公共场所禁止吸烟法规；在办公室、会议室、飞机场、火车站等公共场所严禁吸烟，以减少吸烟对公众的危害（Ⅱ级推荐，B级证据）。

三、糖尿病

糖尿病也是一种脑卒中的重要独立危险因素，糖尿病患者脑卒中的风险较非糖尿病患者增加1倍以上，而大约20%的糖尿病患者最终死于脑卒中。

国内一项涵盖51万名30~79岁人群的前瞻性队列研究显示，糖尿病患者缺血性脑卒中（$OR=1.68$，95%可信区间为1.60~1.77）及颅内出血（$OR=1.24$，95%可信区间为1.07~1.44）的风险显著增加，并且随着糖尿病患病时间延长，心脑血管病的风险逐渐增加。但糖尿病作为脑卒中的危险因素可能存在性别差异。国外一项纳入 64 项前瞻性队列研究、共 775 385 例糖尿病患者的荟萃分析显示，男性（RR=1.83，95% 可信区间为 1.60～2.08）和女性（RR=2.28，95% 可信区间为 1.93～2.69）糖尿病患者脑卒中风险均增加。与男性相比，女性糖尿病患者的脑卒中风险更高（RR=1.27，95% 可信区间为 1.10～1.46）。此外，国内一项纳入 53 个前瞻性队列研究、共 1 611 339 例糖尿病前期患者的荟萃分析显示，糖尿病前期（包括空腹血糖受损或糖耐量受损）者脑卒中的发病风险也显著增加。

中华医学会糖尿病学分会建议将糖化血红蛋白目标值降为 <7.0%，以预防 2 型糖尿病患者的长期微血管并发症。国内一项纳入 13 项随机对照试验、共计 58 160 例 2 型糖尿病患者的荟萃分析显示，强化血糖控制与常规治疗相比对脑卒中发生率并无显著影响（RR=0.94，95% 可信区间为 0.84～1.06，P=0.333），但能降低主要心血管病事件，尤其是心肌梗死的发生率。

目前认为糖尿病合并高血压可以明显增加脑卒中等并发症的发生。国外一项纳入 49 项随机对照试验、共 73 738 例糖尿病患者的荟萃分析结果显示，对合并高血压者进行降压治疗可显著降低脑卒中的发生（RR=0.77，95% 可信区间为 0.65～0.91）。另一项对 100 354 例 2 型糖尿病患者的荟萃分析同样表明，对合并高血压人群每降低 10mmHg 的收缩压，脑卒中发生率可降低 27%（95% 可信区间为 0.64～0.83），每

1 000人年的绝对风险降低4.06（95%可信区间为2.53～5.40）。但最近对ACCORD-BP和SPRINT临床试验进行的合并亚组分析显示，在2型糖尿病患者群中，将收缩压目标值降为<120mmHg与收缩压目标值降为<140mmHg相比，并不能显著降低脑卒中的发生风险（HR=0.79，95%可信区间为0.47～1.32）。而另一项发表于2016年的荟萃分析汇集了19项研究的45 000个研究对象，提示在糖尿病患者中采用强化降压治疗能够降低心脑血管事件的发生（RR=0.83，95%可信区间为0.71～0.96）。

在心脑血管疾病高风险人群中，包括糖尿病患者应用他汀类药物或其他单个药物治疗的临床试验中，现有研究不足以表明该药物治疗能有效降低脑卒中的发生。但医学研究委员会/英国心脏基金会（Medical Research Council/British Heart Foundation）的心脏保护研究（Heart Protection Study，HPS）却发现，心脑血管疾病高风险者联合他汀类药物治疗能降低严重心脑血管事件的发生率24%（95%可信区间为19～28）。国内的一项纳入37 791例脑卒中患者（其中一些患者伴随糖尿病史）的荟萃分析显示，应用贝特类药物治疗与脑卒中风险降低无显著相关性（RR=1.02，95%可信区间为0.90～1.16）。但亚组分析表明，应用贝特类药物治疗在糖尿病、心血管病及脑卒中患者中可降低致死性脑卒中的风险（RR=0.49，95%可信区间为0.26～0.93）。而ACCORD研究结果显示，非诺贝特与辛伐他汀联合应用并不能降低致死性和非致死性心脑血管事件的发生（HR=0.92，95% 可信区间为 0.79 ~ 1.08）。

【推荐意见】

1. 脑血管病高危人群应定期检测血糖，必要时检测糖化血红蛋白或做糖耐量试验，及早识别糖尿病或糖尿病前期状态（Ⅰ级推荐，A 级证据）。

2. 糖尿病患者应改进生活方式，首先控制饮食，加强身体活动，必要时口服降血糖药或采用胰岛素治疗。推荐一般糖尿病患者血糖控制目标值为糖化血红蛋白 <7.0%（Ⅰ级推荐，A 级证据）。

3. 糖尿病患者的血压 ≥ 140/90mmHg 时应开始使用药物降压治疗（Ⅰ级推荐，A 级证据）；糖尿病合并高血压患者的降压目标应低于 130/80mmHg（Ⅱ级推荐，B 级证据）。

四、心房颤动

心房颤动（atrial fibrillation）患者缺血性脑卒中发病风险是健康人群的 4 ~ 5 倍。一项基于亚洲 8 个国家包含了 58 篇文章的荟萃分析显示心房颤动的发病率为每年 5.38‰，每年心房颤动患者的缺血性脑卒中发病风险为 3%，亚洲各国心房颤动发病率和患病率均呈上升趋势。我国西南地区医保数据库显示，自 2001—2012 年，我国心房颤动患病率增加了 20 倍，心房颤动相关脑卒中增加了 13 倍。

研究发现，长时程心电监测有助于提高心房颤动的检出率。心房颤动患者应采用脑卒中危险分层和出血危险分层作为应用抗栓策略的依据，其中，相比于CHADS2 量表，更为复杂的 CHA2DS2-VASc 量表改善了应用 CHADS2 量表评价为低至中等风险（0～1分）患者的脑卒中危险分层。HAS-BLED 评分有助于评估华法林治疗心房颤动患者相关出血的危险分层，评分为 0～2 分属于低出血风险人群，评分 ≥ 3 分属于高出血风险人群。

　　根据脑卒中危险分层选择抗栓药物是降低心房颤动患者脑卒中风险的一种安全且有效治疗方式。使用华法林使凝血国际标准化比值（international normalized ratio，INR）达 2～3，可降低非瓣膜性心房颤动（non-valvular atrial fibrillation，NVAF）患者的脑卒中发生风险，且全因死亡率显著降低。对于NVAF 患者，新型口服抗凝药包括直接凝血酶抑制剂达比加群（dabigatran）、直接 Xa 因子抑制剂利伐沙班（rivaroxaban）、阿哌沙班（apixaban）及依度沙班（edoxaban），具有固定治疗剂量的优势，不需要定期监测 INR，相对安全可靠。已有研究的荟萃分析结果显示，与华法林相比，新型口服抗凝药在降低脑卒中或系统性栓塞的疗效方面具有优势，且在大出血和颅内出血上具有明显的安全性。

　　但上述新型口服抗凝药（不包括阿哌沙班）不适用于严重肾功能损害患者（肌酐清除率 <15ml/min）。对于服用新型口服抗凝药的心房颤动患者，应当定期监测肾功能，以便及时进行剂量调整，并细化风险评估，目前新型口服抗凝药的对照试验均未包括严重

CKD 患者（肌酐清除率 <25～30ml/min）。

非瓣膜性心房颤动患者也可采用左心耳封堵术作为脑卒中预防的一种替代疗法。一项比较经皮左心耳 WATCHMAN 封堵器与华法林治疗的随机对照研究显示，经过平均 18 个月的随访期，左心耳封堵术组（术后服用华法林至少 45 天，超声心动图确认左心耳闭合后服用阿司匹林联合氯吡格雷 6 个月，之后改为阿司匹林单药治疗）对于主要结局事件（包括缺血性或出血性脑卒中、心脏性或不明原因死亡或全身性栓塞）的预防效果不差于华法林组（目标 INR 为 2～3；*RR*=0.62，95% 可信区间为 0.35～1.25，达到非劣效性），单独脑卒中事件也低于华法林组（*RR*=0.71，95% 可信区间为 0.35～1.64）。

【推荐意见】

1. 成年人应定期体检，早期发现心房颤动。确诊为心房颤动的患者，应积极找专科医师治疗。对年龄 >65 岁的患者，建议在初级医疗保健机构通过脉搏评估联合常规心电图检查进行心房颤动筛查（Ⅱ级推荐，B 级证据）。高危患者长时程心电监测可提高心房颤动检出率，但应结合经济状况考虑个体可接受的监测时长（Ⅱ级推荐，A 级证据）。

2. 应根据心房颤动患者绝对危险因素分层、出血风险评估、患者意愿及当地医院是否可以进行必要的抗凝治疗监测（INR），决定进行合适的个体化抗栓治疗（Ⅰ级推荐，C 级证据）。

3. 瓣膜性心房颤动患者，如 CHA2DS2-VASc 评分≥2分且出血性并发症风险较低的人群，建议长期口服华法林抗凝治疗（INR目标值范围在2~3）（Ⅰ级推荐，A级证据）。

4. 非瓣膜性心房颤动患者，CHA2DS2-VASc评分≥2分且出血性并发症风险较低的患者，建议口服华法林抗凝治疗（INR目标值范围在2~3）（Ⅰ级推荐，A级证据）；如有条件也可选择新型口服抗凝药，如达比加群、阿哌沙班、利伐沙班或依度沙班（B级证据）；但对严重肾功能损害（肌酐清除率<15ml/min）者或透析的非瓣膜性心房颤动患者，不推荐使用上述几种新型抗凝药（C级证据）。

5. 非瓣膜性心房颤动患者CHA2DS2-VASc评分为1分，且出血风险较低，抗栓治疗可用可不用。如果选用抗凝治疗或阿司匹林治疗，治疗方案需根据个体化原则（出血风险、经济负担、耐受性等）确定（Ⅲ级推荐，C级证据）；对于CHA2DS2-VASc评分为0分的非瓣膜性心房颤动患者，不推荐抗栓治疗（B级证据）。

6. 对不适合长期抗凝治疗的心房颤动患者，在有条件的医疗机构可考虑行左心耳封堵术，但患者需能够承受至少45天的术后抗凝治疗（Ⅲ级推荐，B级证据）。

五、其他心脏病

除心房颤动外，其他类型的心脏病也能增加脑卒中的发生风险。一项针对急性心肌梗死患者的随机对照研究显示，应用华法林或华法林联合阿司匹林与单用阿司匹林相比，可降低急性心肌梗死导致的死亡、非致死性再梗死、栓塞性脑卒中的发生率，但同时增加了出血风险。评价华法林与阿司匹林治疗心力衰竭疗效的 WARCEF 试验显示，华法林组缺血性脑卒中的发生率显著降低，但大出血的发生率也显著高于阿司匹林组。一项随机对照试验研究显示，口服维生素 K 拮抗剂联合阿司匹林 100mg 用药可降低机械性瓣膜或心房颤动合并生物瓣膜或既往血栓栓塞病史患者脑卒中的发生率和总死亡率，且并未增加主要出血风险。无菌性血栓性心内膜炎治疗的关键原则是控制潜在疾病，对存在系统性栓塞或肺栓塞的患者可给予肝素抗凝治疗。感染性心内膜炎患者中 20%～40% 有血栓栓塞事件发生，其中大部分累及中枢神经系统；抗生素治疗是降低栓塞事件发生的最重要的手段，而抗凝治疗不能降低脑栓塞的风险，却使得颅内出血风险增加。目前没有证据表明抗凝治疗可以降低二尖瓣环形钙化患者的脑卒中风险，也没有证据支持主动脉粥样硬化患者抗凝治疗用于预防缺血性脑卒中，对于卵圆孔未闭（patent foramen ovale，PFO）或房间隔膨胀瘤（atrial septal aneurysm，ASA）患者也同样没有可推荐的能够有效预防脑卒中的方法。

【推荐意见】

建议成年人定期体检，及时发现心脏疾病（Ⅰ级推荐，B 级证据）。疑有心脏病的患者，应积极找专科医师治疗；可根据患者的总体情况及可能存在的其他危险因素制订个体化的脑卒中或其他系统性栓塞预防方案。

六、血脂异常

血脂异常同样与脑卒中存在明显相关性。一项352 033名受试者的亚太组织合作研究发现，总胆固醇每升高1mmol/L可使脑卒中的发病风险增加25%。哥本哈根城市前瞻性心脏病队列研究发现，高密度脂蛋白胆固醇（HDL-C）每升高1mmol/L，缺血性脑卒中的风险可降低47%；而非空腹甘油三酯水平每升高1mmol/L（88.55mg/dl），缺血性脑卒中风险增加15%。来自50万中国社区人群的Kadoorie研究显示，总胆固醇每升高1mmol/L，缺血性脑卒中的发病风险增加17%，但脑出血风险可降低14%；HDL-C每升高0.3mmol/L，缺血性脑卒中的风险减少7%，和脑出血没有相关性；甘油三酯水平每增加30%，缺血性脑卒中的风险增加2%，脑出血风险降低6%。

血脂管理的首要步骤是采取健康的生活方式，而且必须贯穿整个生命周期，包括减少饱和脂肪酸（<总热量的7%）和胆固醇（300～500mg/d）的摄入、选择能降低低密度脂蛋白胆固醇（LDL-C）水平的食物［如植物甾醇（2g/d）和可溶性黏性纤维（10～25g/d）］、戒烟、减轻体重、增加有规律的锻炼活动等。

启动药物调血脂治疗和治疗强度需根据动脉粥样硬化性心血管疾病（arteriosclerotic cardiovascular disease，ASCVD）的风险分层，而首要干预靶点是降低LDL-C水平。

他汀类药物治疗是降低 LDL-C 水平的一线治疗方案，对于不耐受他汀类药物治疗的患者，可以考虑采用非他汀类药物降低 LDL-C，然而是否能够降低主要心血管事件（包括脑卒中）尚无明确的定论。在他汀类药物治疗的基础上联合烟酸治疗，可增加 HDL-C 和降低 LDL-C 和甘油三酯的水平，但并不能降低主要心血管事件（包括脑卒中）的发病风险，同时增加肌病等不良反应的风险，且在中国患者中不良事件发生比例更高。与安慰剂相比，贝特类药物虽然降低了 2 型糖尿病患者非致死性心肌梗死的发病率（RR=0.76，95% 可信区间为 0.62 ~ 0.94），降低了尿酸水平和痛风风险（HR=0.48，95% 可信区间为 0.37 ~ 0.60），但并没有降低脑卒中发病风险。联合应用贝特类和他汀类药物时，糖尿病患者的主要心血管事件风险（HR=0.92，95% 可信区间为 0.79 ~ 1.08）并没有降低。依折麦布可通过抑制肠道胆固醇的吸收来降低胆固醇水平，IMPROVE-IT 试验（IMProved Reduction of Outcomes：Vytorin Efficacy International Trial）发现，急性冠脉综合征患者采用依折麦布联合辛伐他汀可使脑卒中风险降低 24%（HR=0.76，95% 可信区间为 0.63 ~ 0.91），且随机入组前有脑卒中病史的患者脑卒中复发风险高，可从依折麦布联合辛伐他汀治疗中进一步获益（HR=0.52，95% 可信区间为 0.31 ~ 0.86），合并糖尿病或其他高危因素时获益更明显。在最大他汀类药物耐受剂量的基础上给予 PCSK-9 抑制剂，可进一步降低 LDL-C 水平，能够降低高危亚组中的主要心血管事件。

【推荐意见】

1. 在早发动脉粥样硬化患者的一级亲属中（包括 <20 岁的儿童和青少年），进行家族性高胆固醇血症的筛查，确诊后应考虑给予他汀类药物治疗；40 岁以上男性和绝经后的女性应每年进行血脂检查；脑卒中高危人群建议定期（3~6 个月）检测血脂（Ⅰ级推荐，C 级证据）。

2. 推荐他汀类药物作为首选药物，将降低 LDL-C 水平作为防控 ASCVD 危险的首要干预靶点。根据 ASCVD 风险设定 LDL-C 目标值：极高危者 LDL-C<1.8mmol/L（70mg/dl）；高危者 LDL-C<2.6mmol/L（10mg/dl）（Ⅰ级推荐，B 级证据）。LDL-C 基线值较高不能达标者，LDL-C 水平至少降低 50%（Ⅱ级推荐，B 级证据）。极高危患者 LDL-C 基线水平如果能达标，LDL-C 水平仍应降低 30% 左右（Ⅰ级推荐，A 级证据）。

3. 可考虑烟酸用于 HDL-C 降低或脂蛋白（a）升高的患者，然而其对预防缺血性脑卒中的作用尚未得到证实，同时还有增加肌病的风险，故应谨慎使用（Ⅲ级推荐，B 级证据）。

4. 可考虑贝特类药物用于糖尿病合并高甘油三酯血症患者，可能降低非致死性心肌梗死，但同时可能会增加血尿酸水平和痛风发病风险（Ⅲ级推荐，B 级证据）；但其对缺血性脑卒中预防的有效性尚未得到证实，不推荐贝特类和他汀类药物常规联合应用（B 级证据）。

5. 可以考虑在给予他汀类药物基础上联合使用依折麦布，用于急性冠脉综合征患者预防脑卒中；对于合并糖尿病或其他高危因素的人可能获益更多（Ⅲ级推荐，B 级证据）。

6. 对于不能耐受他汀类药物治疗或他汀类药物治疗未达标的患者，可考虑联合使用非他汀类降血脂药物如纤维酸衍生物、烟酸、依折麦布或 PCSK9 抑制剂，但其降低脑卒中风险的作用尚未得到充分证实（Ⅲ级推荐，C 级证据）。

七、无症状性颈动脉狭窄

无症状性颈动脉狭窄患者脑卒中发生风险较高，采用药物治疗可以使脑卒中的发生率降低到 ≤ 1%。目前的随机对照研究并未证实采用阿司匹林（75～325mg/d）抗血小板治疗能有效降低无症状性颈动脉狭窄患者的脑卒中发生风险，但可降低心肌梗死、血管性疾病死亡风险；此外无症状性颈动脉狭窄患者服用阿司匹林可降低脑卒中的严重程度，并与脑卒中良好功能预后相关。对于无症状性颈动脉狭窄患者，无论是否进行血管重建，他汀类药物治疗均适用。

无症状性颈动脉粥样硬化研究（Asymptomatic Carotid Atherosclerosis Study，ACAS）和无症状性颈动脉手术试验研究（Asymptomatic Carotid Surgery Trial，ACST-1）显示，内膜切除术（carotid endarterectomy，CEA）联合药物治疗与单纯药物治疗相比可降低狭窄侧脑卒中和任意脑卒中（包括围手术期脑卒中）的发生率。ACAS 试验入组的是采用血管造影术发现颈动脉狭窄程度 ≥ 60% 的患者，ACST-1 试验入组的是采用多普勒超声测量颈动脉狭窄 ≥ 70% 的患者。但 ACAS 和 ACST-1 入组患者的时间为 1987—2003 年，随着药物治疗的进步，无症状性颈动脉狭窄患者的脑卒中发生率已经下降。1995 年，在 ACAS 试验中药物治疗组同侧脑卒中的 5 年发生率为 11.0%（2.2%/ 年），而 2004 年 ACST-1 试验中 5 年同侧脑卒中发生率下降了一半为 5.3%（1.1%/ 年）。一项荟萃分析比较了 2000 年前后完成入组的临床试验的同侧脑卒中发生率，结果显示在 2000 年前完成入组的临床试验同侧脑卒中发生率为 2.3/100 人年，2000—2010 年完成入组的临床试验同侧脑卒中发生率则为 1.0/100 人年（$P<0.001$），同侧脑卒中 10 年内下降 39%，主要归因于药物治疗的改进及戒烟。由于 CEA 的绝对获益较小（每年大约 1%），当围手术期并发症（包括所有脑卒中、心肌梗死和死亡）的发生率 >3% 时，手术获益就被并发症的风险所抵消。

对于 CEA 手术中危患者，目前主要有 5 项临床试验（Lexington、Mannheim、SPACE-2、ACT-1 和 CREST-1）比较了血管内支架成形术和动脉内膜切除术。在 ACT-1 研究（已完成的最大临床试验）中，CEA 术后和颈动脉支架置入术（carotid artery stenting, CAS）术后 1 年内同侧脑卒中的发生率（包括围手术期风险）和血管再通率、5 年的任意脑卒中风险均无显著差别。对于 CEA 手术高危患者，SAPPHIRE 研究

（Stenting and Angioplasty with Protection in Patients at High Risk for Endarterectomy，SAPPHIRE）显示，CAS 术后 30 天内死亡、脑卒中和心肌梗死的总发生率比 CEA 组低（4.8% *vs.* 9.8%），但从脑卒中预防角度来看，患者未能从任何一种治疗方式中（CEA 与 CAS）获益，提示药物治疗可能更适合。通过颈动脉高分辨磁共振或超声检查等有助于判断斑块的性质，但是目前尚缺乏基于斑块性质进行临床决策的有力证据。

【推荐意见】

1. 无症状性颈动脉狭窄患者可服用他汀类药物和 / 或阿司匹林，并筛查其他可治疗的脑卒中危险因素，进行合理的治疗并改变不健康的生活方式，如戒烟、健康饮食、适当的身体活动（Ⅰ级推荐，C 级证据）。

2. 对无症状性颈动脉狭窄患者（狭窄程度 ≥ 70%），在预期寿命大于 5 年的情况下，有条件的医院（围手术期脑卒中和死亡发生率 <3%）可考虑行 CEA 或 CAS（Ⅱ级推荐，B 级证据）。行 CEA 或 CAS 的患者，如无禁忌证，围手术期与手术后应给予抗血小板治疗（Ⅱ级推荐，C 级证据）。

3. 对无症状性颈动脉狭窄程度 >50% 的患者，建议在有条件的医院定期进行超声筛查和随访，评估狭窄的进展和脑卒中风险（Ⅱ级推荐，C 级证据）。

八、饮食和营养

观察性研究显示，饮食中的一些营养素与脑卒中风险相关，高钠摄入可增加脑卒中的风险，而钾、鱼类摄入量增多可降低脑卒中的风险。采用 24 小时膳食回顾法，通过对 14 407 名 25~74 岁的研究对象进行 19 年队列随访发现，超重人群中每日多摄入 2.3g（100mmol）膳食钠，脑卒中的发病风险升高 32%（HR=1.32，95% 可信区间为 1.07~1.64），脑卒中死亡风险升高 89%（RR=1.89，95% 可信区间为 1.31~2.74），并且这种膳食钠摄入增加脑卒中发病和死亡风险的效应与基线收缩压水平无关。一项纳入 15 个队列 24 万余人的荟萃分析发现，每天多摄入钾 1.64g（42mmol/d）可使脑卒中风险降低 21%（RR=0.79，95% 可信区间为 0.68~0.90）。但目前尚未定论盐的摄入是否越少越好，且膳食盐摄入量与脑卒中发病可能并不成线性相关。与几乎不吃鱼的人群相比，每周进食≥5 次鱼的人群脑卒中风险降低 31%（HR=0.69，95% 可信区间为 0.54~0.88）。

多摄入水果蔬菜可降低脑卒中的风险，相对于果蔬低摄入组，最高摄入组缺血性脑卒中风险降低 31%（RR=0.69，95% 可信区间为 0.52~0.92），果蔬摄入量为 3~5 份 /d（RR=0.89，95% 可信区间为 0.83~0.97）和大于 5 份 /d（RR=0.74，95% 可信区间为 0.69~0.79）的人群缺血性脑卒中的发生风险显著低于果蔬摄入量小于 3 份 /d 者。多吃水果可以降低脑卒中发生率是在 400g/d（最大有益量）的范围内，柑橘类水果、苹果 / 梨和多叶蔬菜对脑卒中有保护作用，但浆果类水果并不能预防脑卒中发生。最近的队列研究发现，中国 30~79 岁人群每天食用新鲜水果的比例较低（仅

18%)，每天食用新鲜水果的人群缺血性脑卒中风险与不吃新鲜水果者相比降低 25%（*HR*=0.75，95% 可信区间为 0.72 ~ 0.79），出血性脑卒中风险降低 36%（*HR*=0.64，95% 可信区间为 0.56 ~ 0.74），且事件发生率与新鲜水果的消费量之间存在明显的对数线性剂量 - 反应关系。

西班牙心血管疾病高危人群的一项研究中，与对照组相比，不限制热量的地中海饮食加坚果饮食干预组人群的脑卒中风险降低 28%（*HR*=0.72，95% 可信区间为 0.54 ~ 0.95），若改加特级初榨橄榄油，脑卒中风险则降低 31%（*HR*=0.69，95% 可信区间为 0.53 ~ 0.91）。英国队列人群研究证实，严格遵循地中海饮食者脑卒中发病风险降低约 17%（*RR*=0.83，95% 可信区间为 0.74 ~ 0.94），其中女性较为明显（*RR*=0.78，95% 可信区间为 0.65 ~ 0.93），而男性中未见此效应；进一步分析显示心脑血管疾病风险较高的人群中脑卒中风险降低（*RR*=0.87，95% 可信区间为 0.76 ~ 0.99），而低风险人群未见此效应。

美国《2015—2020 年美国居民膳食指南》取消每日 300mg 的膳食胆固醇限制摄入量。但取消胆固醇摄入上限并不等于可以无节制摄入，特别是患有血脂异常的心脑血管病高危人群，必需严格控制饱和脂肪酸和胆固醇的膳食摄入。对 29 615 名美国人群随访 17.5 年发现，每天多吃 300mg 胆固醇（含量相当于 2 个鸡蛋黄）可使心脑血管疾病风险增加 17%（*RR*=1.17，95% 可信区间为 1.09 ~ 1.26），总死亡率增加 18%

（ *RR*=1.18，95% 可信区间为 1.10 ~ 1.26 ）。在合并糖代谢异常者中，与胆固醇摄入最低组相比，胆固醇摄入最高组心血管病发病 *HR* 为 0.61 （ 95% 可信区间为 0.41 ~ 0.90 ）。我国的人群队列研究发现，膳食中胆固醇摄入量与 30 岁以上成年人的脑卒中发病可能无关。综上，膳食胆固醇摄入量与各亚组人群的脑卒中发病和死亡相关性尚不明确，仍需进一步研究。

【推荐意见】

1. 建议膳食种类应多样化，且能量和营养的摄入应合理；增加食用全谷、豆类、薯类、水果、蔬菜和低脂奶制品，减少饱和脂肪和反式脂肪酸的摄入（Ⅰ级推荐，A 级证据）。

2. 建议降低钠摄入量和增加钾摄入量，有益于降低血压，从而降低脑卒中风险；推荐食盐摄入量 ≤ 6g/d（Ⅰ级推荐，A 级证据）。

3. 具有心脑血管病危险因素者应控制每日膳食胆固醇摄入量（Ⅱ级推荐，B 级证据）。

九、缺乏身体活动

增加规律的日常身体活动可降低脑卒中发生风险，且不受性别或年龄的影响。研究发现积极参加身体活动者，不论性别，无论是与工作相关的身体活动还是休闲时间的身体活动，其脑卒中和死亡风险都比活动较少的人降低，其中与工作相关的身体活动脑卒中发病风险降低36%（ *RR*=0.64，95% 可信区间为 0.48 ~ 0.87 ），而参加休闲时间的身体活动脑卒中发病风险降低 15%（*RR*=0.85，95% 可信区间为 0.78 ~ 0.93）。

　　研究进一步显示身体活动的量或强度与脑卒中风险之间呈现剂量 - 效应关系，且有可能存在性别的交互作用。在女性中，活动强度越大获益越大（高强度及中等强度身体活动相对于无或轻微身体活动的相对危险度中位数分别为 0.72 及 0.82）。但在男性中，活动强度较大并没有明显的获益（高强度及中等强度身体活动相对于没有或轻微身体活动的相对危险度中位数分别为 0.72 及 0.65。但 NOMAS 研究则显示中等到高强度的身体活动能够使男性获益，降低男性缺血性脑卒中的发生风险（*HR*=0.37，95% 可信区间为 0.18 ~ 0.78），但对于女性却无益（*HR*=0.93，95% 可信区间为 0.57 ~ 1.50）。美国心脏病协会在 2013 年和 2018 年特别为增加身体活动推出了两版指南，指出增加身体活动对于心脑血管疾病等 40 多种慢性病都有益，防治效果等同于甚至优于药物疗效。

　　国家运动员健康研究发现，无论男女，剧烈的身体活动均可降低脑卒中发病风险，但由于研究对象较为特殊，这一结论外推至一般人群尚有待进一步验证。最近几年无论在西方人群还是在我国台湾地区人群，均有研究证实高强度长时间的运动可能会增加心血管死亡风险。对我国 48 万 30 ~ 79 岁人群经 7.5 年队列随访发现，休闲时间身体活动和工作相关身体活动均可降低心血管死亡风险，身体活动量最多组的总心血管病风险与身体活动总量最少的五分位数组相比降低 23%（*HR*=0.77，95% 可信区间为 0.74 ~ 0.80），日常总身体活动每增加 4 个代谢当量（相当于慢跑 1 小时），则缺血性和出血性脑卒中风险分别下降 5% 和 6%，但在工作时身体活动高达 20 个代谢当量亚组中，出血性脑卒中的风险并没有降低。一项纳入 70 名健康志愿者的随机交叉试验中，模拟 3 种身体活动模式（研究中的总时长均相同），模式 1 为 9 小时的静坐生活方式；模式 2 为 9 小时中有 1 次规律运动（步行 30 分钟），剩余时间为静坐；模式 3 为每 30 分钟静坐穿插 1 分钟 40 秒的运动，结果显示模式 3 比模式 2 和模式 1 能更有效降低餐后血糖水平和高胰岛素血症。

【推荐意见】

1. 个体应选择适合自己的身体活动来降低脑血管病风险。建议老年人、脑卒中高危人群应进行最大运动负荷检测后，制订个体化运动处方进行锻炼（Ⅰ级推荐，B 级证据）。

2. 健康成年人每周应至少有 3~4 次、每次至少持续 40 分钟中等或以上强度的有氧运动（如快走、慢跑、骑自行车或做其他有氧运动等）（Ⅰ级推荐，B 级证据）。

3. 日常工作以静坐为主的人群，建议每坐 1 小时进行短时（2~3 分钟）身体活动（Ⅰ级推荐，C 级证据）。

十、超重与肥胖

大量研究证据表明，脑卒中与肥胖之间存在等级正相关，且与年龄、生活方式或其他心血管危险因素无关。

体重指数（body mass index，BMI）和脑卒中的前瞻性研究表明，体重指数在 25 ~ 50kg/m² 时，体重指数每增加 5kg/m²，脑卒中发生率增加 40%。然而，当体重指数范围在 15 ~ 24kg/m² 时，体重指数与脑卒中发生率无明显相关性。我国一项纳入 26 607 例患者的研究证实，体重指数是缺血性脑卒中的独立预测因素，但当调整糖尿病、高血压、血脂异常及其他混杂因素后，出血性脑卒中的发病率并无显著增加。一项纳入 25 项研究、超过 220 万人及 3 万事件的荟萃分析发现，缺血性脑卒中的 RR 值在超重人群中为 1.22（95% 可信区间为 1.05 ~ 1.41），而在肥胖人群中为 1.64（95% 可信区间为 1.36 ~ 1.99）；对于出血性脑卒中，超重人群 RR 值为 1.01（95% 可信区间为 0.88 ~ 1.17），肥胖人群为 1.24（95% 可信区间为 0.99 ~ 1.54）；当糖尿病、高血压、血脂异常及其他混杂因素都进入分析后，出血性脑卒中发生率则无显著增加。国内对 10 个人群共计 24 900 人平均随访 15.2 年的前瞻性研究表明，超重和肥胖者缺血性脑卒中发病的相对危险与正常体重者相比分别增加了 1.03 倍和 0.98 倍。无论男女，脑卒中与腹部体脂量均显著性相关，但此相关性并不独立于糖尿病、吸烟与高血压。德国一项对 3 749 人随访 9.3 年的前瞻性研究显示，腹部脂肪分布是女性缺血性脑卒中的独立预测因子。国内另有研究显示调整年龄后，腰围身高比对男性脑卒中预测的贡献较大；腰臀比对女性脑卒中预测的贡献较大；不考虑性别因素时，腰围身高比和腰臀比对脑卒中的预测作用大致相等。

目前尚未对减肥与脑卒中风险进行广泛研究。一项纳入 4 000 例患者为期 10 ~ 20 年的瑞典随访研究显示，通过减肥手术减重的个体和接受常规治疗的肥胖患者相比，减肥显著降低了糖尿病、心肌梗死和脑卒中的发生。另一项对 3.6 万名瑞典受试者进行 13 年的随访研究结果显示，脑卒中风险在达到包括正常体重在内的 3 项健康生活目标人群中显著降低。西布曲明心血管预后研究（Sibutramine Cardiovascular Outcomes, SCOUT）中对患有心血管疾病或 2 型糖尿病的 1 万例患者的随访发现，即使轻度减重也能降低随后 4 ~ 5 年的心血管疾病死亡率。一项纳入 25 项相关研究的荟萃分析显示减轻体重可改善血压的控制，减重 5.1kg 可使舒张压和收缩压分别降低 4.4mmHg 和 3.6mmHg。

【推荐意见】

1. 超重和肥胖者可通过健康的生活方式、良好的饮食习惯、增加身体活动等措施减轻体重（Ⅰ级推荐，A 级证据）。

2. 超重和肥胖者应努力减轻体重，可使血压下降（Ⅰ级推荐，A 级证据）；也可减少脑卒中发生风险（Ⅰ级推荐，B 级证据）。

十一、代谢综合征

代谢综合征是指有多种代谢异常的临床表现，于 1998 年被 WHO 正式命名。国际上已有多个主要学术组织发布了代谢综合征的定义，如美国成年人胆固醇教育计划、欧洲胰岛素抵抗工作组、美国临床内分泌医师学会及中华医学会糖尿病学分会，但这些标准在入选诊断条件及诊断值的切点上仍存在一定的差异。

尽管代谢综合征的定义及诊断标准尚未统一，其与脑卒中发病具有一定相关性，且不受代谢综合征采用何种定义的影响。一项纳入 5 398 人、长达 10 年的队列研究发现，与健康人群相比，基线患有代谢综合征的人群脑卒中发病风险高 1.37 倍。另一项随访 9.1 年包含 5 171 名研究对象的研究显示，基线患有代谢综合征人群与健康人相比脑卒中发病 *HR* 为 1.86。一项纳入 16 个队列研究共计 116 496 人的荟萃分析发现，代谢综合征对脑卒中发病的 *HR* 为 1.70，其中对缺血性脑卒中发病的 *HR* 为 2.12。

但目前尚无大型随机对照临床试验证实代谢综合征患者给予药物治疗或其他干预手段可降低心脑血管事件的风险。针对代谢综合征的治疗仍是针对各独立危险因素的治疗，包括降压、降血脂、控制血糖等。

【推荐意见】

代谢综合征是脑卒中发病的危险因素（A 级证据）；代谢综合征患者应积极对各个独立疾病（脑卒中危险因素）进行管理与治疗，包括生活方式的改变与药物治疗，以达到降低血压、调节血脂、控制血糖等目的（Ⅰ级推荐，A 级证据）。

十二、饮酒

大多数研究表明，饮酒和总的脑卒中及缺血性脑卒中的风险呈一种"J"形关系，即少量饮酒者可能比从不饮酒者还有些益处。但酒精摄入量与脑出血（intracerebral hemorrhage，ICH）存在线性关系。轻到中度饮酒与增加 HDL-C 水平、减少血小板聚集、降低纤维蛋白原浓度及增加胰岛素敏感性和葡萄糖代谢相关；而大量饮酒能够导致高血压、高凝状态、减少脑血流量及增加心房颤动风险。研究表明高血压患者大量饮酒可导致血压难以控制，并因此增加脑卒中风险。

一项纳入 35 个对饮酒与脑卒中相关性进行研究的荟萃分析发现，将饮酒量分为戒酒、<1 标准饮酒单位 /d、1 ~ 2 标准饮酒单位 /d、3 ~ 5 标准饮酒单位 /d、>5 标准饮酒单位 /d 5 个等级（1 标准饮酒单位相当于 11 ~ 14g 酒精含量），分别与戒酒者相比，每日饮酒大于 5 标准饮酒单位者缺血性脑卒中和出血性脑卒中的风险分别升高 1.69 和 2.18 倍；每日饮酒小于 1 标准饮酒单位者总脑卒中和缺血性脑卒中的风险分别降低了 17% 和 20%；每日饮酒 1 ~ 2 标准饮酒单位仅使缺血性脑卒中的发生降低了 28%。一项在中国男性中的大型前瞻性研究支持了大量饮酒与脑卒中风险之间的关系。每周饮酒超过 21 标准饮酒单位的人群中脑卒中发病风险增加 22%，而每周饮酒 1 ~ 6 标准饮酒单位的人群脑卒中发病风险最低。最近一项包含 83 个前瞻性研究共纳入 599 912 名饮酒者的综合分析发现，饮酒和脑卒中的风险呈线性相关，每周饮酒 100g（酒精含量）以上，发生脑卒中风险会增加 14%。欧洲 8 个国家癌症和营养队列的前瞻性调查研究也发现，在基线酒精摄入（男性 24g/d，女性 10g/d）的基础上，每日增加 12g 的酒精摄入，发生非致命性和致命性脑卒中的风险分别为 1.04（95% 可信区间为 1.02 ~ 1.07）和 1.05（95% 可信区间为 0.98 ~ 1.13）。近期一项纳入 461 211 名参与者的中国慢性病前瞻性研究项目（China Kadoorie Biobank，CKB）发现，适量饮酒可降低脑卒中发生风险。与从不饮酒者相比，每日酒精摄入 <15g、15 ~ 29g、30 ~ 59g 和 ≥ 60g，发生缺血性脑卒中的危险分别是 0.94（95% 可信区间为 0.81 ~ 1.10）、0.90（95% 可信区间为 0.81 ~ 0.99）、1.00（95% 可信区间为 0.92 ~ 1.09）和 1.06（95% 可信区间为 0.97 ~ 1.15）。

然而，近期又有新的研究证据表明，即使是少量的酒精摄入也不能为心脑血管提供保护。针对 32 个国家 13 447 例脑卒中病例和 13 473 名对照者的病例对照研究发现，饮酒与脑卒中风险存在确定的剂量 - 反应关系。与从不饮酒或者戒酒者比较，女性饮酒 ≤ 14 标准饮酒单位 / 周，男性 ≤ 21 标准饮酒单位 / 周发生脑卒中、缺血性脑卒中和出血性脑卒中的危险分别为 1.14（1.01 ~ 1.28）、1.07（0.93 ~ 1.23）和 1.43（1.17 ~ 1.74）。女性饮酒 >14 标准饮酒单位 / 周，男性 >21 标准饮酒单位 / 周发生脑卒中、缺血性脑卒中和出血性脑卒中的危险分别为 2.09（1.64 ~ 2.67）、2.14（1.62 ~ 2.82）和 2.44（1.64 ~ 3.63）。

【推荐意见】

1. 建议饮酒者应尽可能减少酒精摄入量或戒酒（Ⅰ级推荐，A级证据）。男性每日饮酒的酒精含量不应超过25g，女性不超过12.5g（Ⅲ级推荐，B级证据）。

2. 目前尚无充分证据表明少量饮酒可以预防脑血管病；不饮酒者不提倡用少量饮酒的方法预防心脑血管疾病（C级证据）。

十三、高同型半胱氨酸血症

同型半胱氨酸是蛋氨酸代谢过程中的中间产物，同型半胱氨酸升高与叶酸、维生素 B_6 和维生素 B_{12} 缺乏有关。荟萃分析显示，高同型半胱氨酸组和较低同型半胱氨酸组相比，缺血性脑卒中的发生风险增加69%（RR=1.69，95%可信区间为1.29～2.20）；同型半胱氨酸水平每降低3μmol/L，脑卒中风险降低19%（OR=0.81，95%可信区间为0.69～0.95）；同型半胱氨酸水平每升高5μmol/L，脑卒中风险增加59%（OR=1.59，95%可信区间为1.29～1.96）。研究发现，将同型半胱氨酸等4项生物标志物纳入Framingham脑卒中风险评分，可以提高脑卒中风险的预测能力（重分类改善指标为0.34，95%可信区间为0.12～0.57）。

补充维生素可以降低同型半胱氨酸水平，但对于脑卒中风险的影响结果并不相同。挪威维他命研究（the Norwegian Vitamin，NORVIT）和降低胆固醇和同型半胱氨酸的有效性研究（Study of the Effectiveness of

Additional Reductions in Cholesterol and Homocysteine，SEARCH）都是对心肌梗死患者给予叶酸和维生素 B_{12} 治疗，研究结果显示治疗组和对照组关于脑卒中的终点事件没有显著差异。HOPE2 研究纳入了 5 522 例年龄 ≥ 55 岁、既往有心血管病或糖尿病史的患者，结果显示随访 5 年后联合应用叶酸（2.5mg）、维生素 B_6（50mg）和维生素 B_{12}（1mg）治疗组同型半胱氨酸浓度平均降低 2.4μmol/L，而安慰剂组同型半胱氨酸浓度平均升高 0.8μmol/L，但两组间主要终点事件（心血管源性死亡、心肌梗死和脑卒中的复合终点）没有显著差异，但是治疗组的脑卒中风险降低 25%（$RR=0.75$，95% 可信区间为 0.59 ~ 0.97）。中国脑卒中一级预防研究（the China Stroke Primary Prevention Trial，CSPPT）分析了 20 702 例没有脑卒中或心肌梗死病史的高血压患者。入选患者被随机分为依那普利（10mg）联合叶酸（0.8mg）组和依那普利（10mg）组，随访 4.5 年，两组的主要终点事件（首次脑卒中）发生率分别为 2.7% 和 3.4%（$HR=0.79$，95% 可信区间为 0.68 ~ 0.93）。联合治疗组同型半胱氨酸下降 20%，脑卒中风险下降 7%。同型半胱氨酸降幅较大者脑卒中风险与下降幅度较小的人相比显著降低 21%。几项荟萃分析的结果表明，低叶酸地区、未接受叶酸强化饮食地区、基线维生素 B_{12} 水平低（<384pg/ml）、干预治疗后同型半胱氨酸浓度下降 ≥ 25%、干预方式为补充小剂量叶酸或者为小剂量叶酸联合维生素 B_{12} 的患者，接受 B 族维生素治疗获益更加明显。Cochrane 综述显示，与安慰剂

组相比，给予维生素 B_6、维生素 B_9 和维生素 B_{12} 的一种或几种以降低同型半胱氨酸可以降低脑卒中发生风险。

【推荐意见】

1. 高同型半胱氨酸血症是脑卒中明确的危险因素（A 级证据）。建议普通人群（非妊娠、非哺乳期）通过食用蔬菜、水果、豆类、肉类、鱼类和加工过的强化谷类，合理增加叶酸、维生素 B_6 和维生素 B_{12} 的摄入，可能有助于降低脑卒中的发生风险（Ⅱ级推荐，B 级证据）。

2. 高同型半胱氨酸血症且既往有心血管病或糖尿病史的患者，采用叶酸联合维生素 B_6、维生素 B_{12} 治疗，可能有助于降低脑卒中发生风险（Ⅱ级推荐，B 级证据）。

3. 高血压伴有高同型半胱氨酸血症的患者，在治疗高血压的同时酌情加用叶酸可能会减少首次脑卒中发生风险（Ⅱ级推荐，B 级证据）。

十四、口服避孕药

口服避孕药是女性独有的可能危险因素，它可能会增加一定的脑卒中发生风险，这种风险主要与避孕药成分中雌激素的含量相关。有荟萃分析显示，服用口服避孕药可显著增加缺血性脑卒中发生风险（RR=2.75，95% 可信区间为 2.24 ~ 3.38）。另一项荟萃分析显示，正在口服避孕药的女性发生缺血性脑卒中的风险约为未服药者的 2 倍（OR=1.90，95% 可信区间为 1.24 ~ 2.91），发生静脉血栓栓塞的风险约为未服药人群的 3 倍（OR=2.97，95% 可信区间为 2.46 ~ 3.59），而出血性脑卒中差别不大（OR=1.03，95% 可信区间为 0.71 ~ 1.49）。服用避孕药可增加首次脑卒中发生风险且与雌激素含量有关（OR=2.47，95% 可信区间为 2.04 ~ 2.99），其中雌激素含量为 0μg、20μg、30 ~ 40μg 和 ≥ 50μg 口服避孕药的脑卒中发生风险呈逐步上升趋势，OR 值分别为 0.99（95% 可信区间为 0.71 ~ 1.37）、1.56（95% 可信区间为 1.36 ~ 1.79）、1.75（95% 可信区间为 1.61 ~ 1.89）和 3.28（95% 可信区间为 2.49 ~ 4.32）。

对于出血性脑卒中发生风险，现有的研究结论不太一致。WHO 报告显示，整体而言，在发展中国家应用口服避孕药的女性存在一定的出血性脑卒中发生风险（OR=1.76，95% 可信区间为 1.34 ~ 2.30）。我国的一项队列研究随访了应用口服避孕药的女性，发现应用口服避孕药的女性出血性脑卒中的发生率显著高于应用宫内节育器避孕的女性，并且停药后一段时间出血性脑卒中的发病仍有上升趋势。

若伴有其他脑卒中危险因素如高龄、吸烟、高血压、糖尿病、高脂血症、肥胖、既往栓塞病史，口服避孕药会显著增加脑卒中发生风险。服用避孕药的偏头痛尤其是先兆性偏头痛的患者，缺血性脑卒中的发生风险增加，并且此风险与服用避孕药的剂量有关。有荟萃分析显示，存在易栓症的女性发生静脉血栓栓塞的风险大，其中重度易栓症者服用口服避孕药发生血管事件的概率甚至达到不服药者的 7 倍（*RR*=7.15，95% 可信区间为 2.93 ~ 17.45）。因此这类患者应尽量避免口服避孕药。

【推荐意见】

1. 不推荐年龄 >35 岁，有吸烟、高血压、糖尿病、偏头痛或既往血栓栓塞病史等脑卒中危险因素的女性使用口服避孕药（B 级证据）。

2. 对于那些使用口服避孕药，并由此而导致脑卒中发生风险增加者，应更加积极治疗已有的脑卒中危险因素（Ⅲ级推荐，C 级证据）。

十五、绝经后激素替代治疗

多数研究显示绝经后激素替代治疗（hormone replacement treatment，HRT）可增加脑卒中的发生风险。妇女健康促进会（Women's Health Initiative，WHI）研究显示，HRT 组的脑卒中发生风险较安慰剂组显著增高，其风险与激素类型、剂量和持续时间相关。同时服用雌激素和孕激素者脑卒中发生风险增高 44%，仅服用雌激素者脑卒中发生风险增高 55%。

【推荐意见】

不推荐绝经后激素替代［结合雌激素（conjugated equine estrogen）、联合或不联合甲羟孕酮（medroxy-progesterone）］或选择性雌激素受体调节剂（如雷洛昔芬、他莫昔芬或替勃龙）治疗用于脑卒中一级预防（A 级证据）。

十六、睡眠呼吸暂停

有研究表明睡眠呼吸暂停为脑卒中的独立危险因素，且与睡眠呼吸暂停的严重性相关，重度睡眠呼吸暂停患者脑卒中发生风险增加了 3 倍以上。睡眠呼吸暂停低通气指数（apnea-hypopnea index，AHI）是诊断睡眠呼吸暂停的重要参数，AHI 指睡眠期间呼吸事件（呼吸暂停或气流减少）发生的次数。睡眠呼吸暂停定义为每小时 AHI ≥ 5，其严重程度可用 AHI 及缺氧负荷进行评估。

持续气道正压通气（continuous positive airways pressure，CPAP）是睡眠呼吸暂停的主要治疗方案，能有效改善临床症状（例如日间嗜睡）。但是荟萃分析显示，CPAP 治疗并不能预防心血管事件。最近一项研究报道显示，CPAP 治疗 ≥ 4h/ 晚的患者，心血管疾病的风险可能减少。因此，在睡眠呼吸暂停患者中，CPAP 预防脑卒中的有效性尚有待进一步研究。

【推荐意见】

1. 睡眠呼吸暂停的筛查应基于详细的病史资料，有条件时可行多导睡眠图（polysomnography）监测睡眠呼吸暂停（Ⅲ级推荐，C 级证据）。

2. 严重睡眠呼吸暂停的患者可以进行 CPAP 等治疗，但尚无充分证据证实可降低脑卒中的发生风险（Ⅲ级推荐，C 级证据）。

十七、高凝状态

易栓症（thromophilia）是指遗传性和获得性高凝状态，大部分易栓症与静脉血栓形成有关，而与动脉源性缺血性脑卒中关系不大。

中国人群遗传性易栓症与西方人群存在显著差异。中国人群最常见的遗传性易栓症是抗凝蛋白缺陷（包括抗凝血酶、蛋白 C 和蛋白 S 缺陷）；凝血因子缺陷（因子 V Leiden 突变、凝血酶原 G20210A 突变）在高加索人群中最常见，而在中国汉族人群中罕有报道。多数病例对照研究未发现遗传性易栓症与动脉性脑卒中存在联系，但有研究显示伴 PFO 的不明原因脑卒中患者凝血酶原 G20210A 突变患病率高于无 PFO者，推测脑卒中的发生可能与来自静脉的反常栓塞有关。遗传性易栓症在合并获得性易栓状态时（长时间制动、创伤手术、妊娠及口服避孕药等）更容易发生血栓事件。一项系统评价在易栓高危人群（女性服用雌激素制剂、妊娠期和接受大型矫形外科手术）中评估了筛查易栓症的成本 - 效益，结果显示基于既往有静脉血栓栓塞病史的选择性筛查较全面筛查更具有成本 - 效益。

抗磷脂综合征和肿瘤性疾病是最为常见的获得性易栓症。抗磷脂综合征与动脉血栓形成的相关性较为密切，在不明原因的年轻脑卒中患者中，抗磷脂抗体与脑卒中发生风险增加相关。抗磷脂抗体阿司匹林研究（APLASA）显示，在无症状抗磷脂抗体持续阳性的人群中，小剂量阿司匹林（81mg/d）不能降低首次血栓形成事件风险。回顾性研究的荟萃分析提示在抗磷脂抗体阳性患者中，阿司匹林降低了动脉血栓的发生率。但近期一项系统评价显示没有足够证据支持使用阿司匹林来预防抗磷脂抗体阳性患者的首次血栓事件。

肿瘤患者的高凝状态是发生隐源性脑卒中的重要原因，常见的机制包括非细菌性血栓性心内膜炎和反常性静脉血栓栓塞，目前对肿瘤相关动脉源性脑卒中的一级预防尚无充分研究证据。

【推荐意见】

1. 遗传性和获得性高凝状态患者应尽可能寻找病因，并针对病因进行治疗（Ⅰ级推荐，C级证据）。

2. 通过基因筛查检测是否存在遗传性高凝状态对预防首发脑卒中的有效性尚未明确（Ⅲ级推荐，C级证据）。

3. 对无症状的遗传性或获得性高凝状态患者，采用特定治疗进行脑卒中一级预防的有效性尚未明确（Ⅲ级推荐，C级证据）。

4. 不推荐对持续性抗磷脂抗体阳性的患者使用小剂量阿司匹林进行脑卒中一级预防（B级证据）。

十八、药物滥用

药物滥用主要包括可卡因、苯丙胺及海洛因、大麻等。有报道大麻使用与脑卒中相关的案例研究，使用大麻与多发性颅内动脉狭窄相关。但是，一项研究纳入了49 321例1949—1951年出生并在18～20岁强制参军的瑞典居民，调查其大麻的使用与 45 岁以下的脑卒中发病情况，发现大麻的使用与青年脑卒中的发病无关。阿拉伯茶的主要成分是卡西酮，有拟交感神经作用及刺激中枢神经系统作用，一项针对急性冠脉综合征中东地区人群的队列研究显示，咀嚼阿拉伯茶与脑卒中和死亡风险增加相关。一项针对住院患者的横断面研究显示，滥用苯丙胺与颅内出血（调整后的 OR=4.95，95% 可信区间为 3.24 ~ 7.55）相关，但与缺血性脑卒中无关。滥用可卡因与颅内出血（OR=2.33，95% 可信区间为 1.74 ~ 3.11）和缺血性脑卒中均相关（OR=2.03，95% 可信区间为 1.48 ~ 2.79）。在一项针对美国三级卒中中心的队列调查中，研究者共调查了累计 5 142 例脑卒中患者及其可卡因的使用情况，结果显示可卡因用药史与动脉粥样硬化导致的缺血性脑卒中及短暂性脑缺血发作相关，而与其他病因相关性不大。一项基于脑出血患者的回顾性分析发现，使用可卡因的脑出血患者预后功能更差，在住院急性期比不使用可卡因的脑出血患者死亡风险增高近 3 倍。

　　虽然上述几种药物滥用与缺血性或出血性脑卒中有关，但没有对照试验证实戒除药物滥用能降低脑卒中发生风险。相关的治疗方法与治疗药物成瘾类似，包括服药、心理咨询、行为学治疗等手段。

　　【推荐意见】

　　对于滥用与脑卒中相关的药物（包括大麻、可卡因、苯丙胺等）的患者，安排适当的脱毒治疗计划是合理的（Ⅱ级推荐，C 级证据）。

十九、炎症和感染

炎性反应是脑卒中病理生理过程的主要参与因素之一，在脑缺血损伤的急性和慢性阶段均可导致继发性神经损伤。研究已经证实超敏 C 反应蛋白（high-sensitivity C-reactive protein，hs-CRP）与重组人脂蛋白相关磷脂酶 A_2 是炎症和脑卒中发生风险的生物标志物。系统性慢性炎性疾病，例如类风湿关节炎和系统性红斑狼疮等患者脑卒中的发生风险均增加。

近年来，动脉粥样硬化的抗炎疗法取得了重大进展。CANTOS试验中，抗IL-1β单克隆抗体卡那单抗（canakinumab）治疗组主要不良心血管事件降低了15%，尤其是治疗3个月内hs-CRP降至2mg/L以下者，心血管死亡率和全因死亡率降低了30%。然而，在CIRT试验中，低剂量氨甲喋呤抗炎治疗并没有降低心血管事件。

急性感染常为脑卒中的触发因素，而慢性感染的组织炎性反应则可影响动脉粥样硬化斑块的形成、增长和稳定性而增加脑卒中发生风险。最近一项研究显示，呼吸道感染者，尤其是流感，急性心肌梗死的发生风险增加。目前，研究较多的可能增加脑卒中发生风险的病原微生物有幽门螺杆菌、肺炎衣原体、肺炎支原体、流感嗜血杆菌、单纯疱疹病毒、巨细胞病毒等。荟萃分析显示，成年人接种流感疫苗后血管事件复合风险降低 36%；接种肺炎球菌疫苗的 65 岁以上人群，心肌梗死风险降低 17%。HCV 患者抗病毒治疗后，心血管事件风险显著降低。但数项随机试验显示，抗生素治疗未能预防心脑血管终点事件，包括脑卒中。

【推荐意见】

1. 对于脑血管病高危人群可以考虑检测炎性因子，如 hs-CRP 或重组人脂蛋白相关磷脂酶 A_2，评估脑血管病的发生风险（Ⅲ级推荐，B 级证据）。

2. 不推荐使用抗生素治疗慢性感染预防脑卒中（A级证据）。

二十、偏头痛

大量研究表明偏头痛患者尤其是伴有先兆偏头痛的年轻女性（<45 岁）脑卒中发生风险增加，而吸烟、使用口服避孕药可使其脑卒中发生风险进一步增加。护士健康研究 Ⅱ 显示，偏头痛与主要心血管疾病风险和心血管疾病死亡风险增加相关，且相关性在各亚组间（如口服避孕药或吸烟状况）没有显著差异。一项大型队列研究发现，偏头痛患者缺血性脑卒中发生风险增加 2.26 倍，出血性脑卒中发生风险增加 1.94 倍。但偏头痛患者使用口服避孕药相关的脑卒中发生风险仍缺乏高质量研究。

偏头痛与卵圆孔未闭（patent foramen ovale，PFO）之间的相关性仍未有定论。现有证据表明，PFO 封堵术并不能有效治疗偏头痛。PRIMA 研究发现，对于有先兆的难治性偏头痛患者，PFO 封堵术并未减少每个月偏头痛发作的总体天数。PREMIUM 研究得到了类似的结论，PFO 封堵术并不能降低难治性偏头痛患者的头痛频率。

偏头痛导致脑卒中风险增加的机制仍不明确。反常栓塞假说认为偏头痛患者的脑卒中与经过 PFO 的反常栓塞有关。在发生隐源性脑卒中的偏头痛患者中，高达 79% 的患者伴右向左分流的 PFO。偏头痛导致缺血性脑卒中与大血管动脉粥样硬化无关。

目前尚缺少预防偏头痛以降低脑卒中发生风险的证据，也没有研究支持 PFO 封堵术用于脑卒中一级预防。偏头痛急性期治疗药物，如曲普坦类和麦角胺，对于偏瘫型偏头痛、基底动脉型偏头痛或合并心血管危险因素者，可能增加脑卒中发生风险。

【推荐意见】

1. 对于有先兆的女性偏头痛患者，应重视脑卒中的预防，建议吸烟者戒烟（Ⅰ级推荐，B 级证据）。

2. 发作较频繁且有先兆的女性偏头痛患者，应考虑停用口服避孕药，尤其是含雌激素成分的药物（Ⅲ级推荐，B 级证据）。

3. 通过降低偏头痛发作频率有可能减少脑卒中的发生风险，但应避免过度使用收缩血管的药物（Ⅲ级推荐，C 级证据）。

4. 不推荐对 PFO 的偏头痛患者采用封堵术用于脑卒中一级预防（B 级证据）。

第四节 其他

一、阿司匹林在脑卒中一级预防中的应用

阿司匹林用于脑卒中的一级预防一直存在争议。早期的研究结果多呈阳性，而 2008 年之后的临床试验结果多呈阴性。女性健康研究（WHS）显示服用阿司匹林（100mg/ 隔日）可使女性脑卒中发生风险降低 17%（P=0.04），其中缺血性脑卒中降低 24%（P=0.009），出血性脑卒中发生风险非显著性增高（P=0.31），但需输血的胃肠道出血更多见（P=0.02）。亚组分析显示获益最多为年龄 ≥ 65 岁的女性，即复合终点事件降低 26%（P=0.008），包括缺血性脑卒中发生风险降低 30%（P=0.05），但对所有类型脑卒中仅有降低趋势（P=0.13），可能与出血性脑卒中发生风险增加有关。亚组分析还显示在既往有高血压、高脂血症、糖尿病或 10 年冠心病风险 ≥ 10% 的女性患者中脑卒中发风险显著降低。基于 WHS 的研究结果，2014年 AHA 女性心血管病预防指南指出，使用阿司匹林进行女性的脑卒中一级预防应考虑 10 年心血管风险、该风险是否超过出血风险以及年龄因素。

高血压理想治疗（HOT）研究的亚组分析显示，服用阿司匹林（75mg/d）可以降低肾衰竭患者 [eGFR<45ml/（min·1.73m^2）] 脑卒中发生风险，而且总死亡率降低了 50%，心血管事件死亡率降低

了 64%。但 HOT 研究中慢性肾病 4 期或 5 期患者 [eGFR<30ml/（min·1.73m^2）] 例数较少，服用阿司匹林的益处和 *HR* 值仍需进一步研究。

2009 年抗栓治疗研究协作组纳入了早期的 6 项大型临床试验的荟萃分析显示，阿司匹林使总的严重血管事件（包括心肌梗死、脑卒中和心血管死亡）发生风险成比例降低 12%（*P*=0.0001），但主要源自非致死性心肌梗死风险的降低（*P*<0.0001），对脑卒中发生风险的影响不显著（*P*=0.4）；同时胃肠道和脑出血的风险增加（*P*<0.0001）。

日本糖尿病患者应用阿司匹林对动脉粥样硬化的一级预防试验（JPAD）及预防动脉疾病与糖尿病的进展（POPADAD）研究结果均显示，阿司匹林未能降低主要终点事件和脑卒中发生率。2014 年日本一项纳入 14 464 例 60～85 岁伴有 ≥ 1 个心血管危险因素患者的一级预防研究（JPPP）是最大规模的亚洲人群研究，结果显示阿司匹林未能降低主要终点事件，而严重颅外出血（尤其是胃肠道出血）的发生率增加（0.86% *vs.* 0.51%，*P*=0.004）。进一步分析显示阿司匹林未能降低缺血性脑卒中的发生风险，但颅内出血的风险也没有显著增加。以上结果可能与 JPPP 实际入选的是低风险人群（10 年 ASCVD 的实际发生率仅为 5.92%）有关，也可能与研究对象的心血管危险因素控制率较高有关。

2016 年美国预防服务工作组（USPSTF）纳入了 11 项一级预防研究的荟萃分析显示，小剂量阿司匹林虽然能降低非致死性心肌梗死、非致死性脑卒中和全因死亡风险，但净获益普遍超过出血风险仅在 10 年 ASCVD 风险 >10% 的患者中。

2018 年又有三项大型临床试验结果发布。阿司匹林降低初始血管事件研究（ARRIVE）平均随访 5 年，共纳入 12 546 例 ≥ 55 岁具有心血管病风险（初始的 10 年 ASCVD 风险平均 17%）、并排除了胃肠道和其他出血高风险及糖尿病的患者，结果显示阿司匹林（100mg/d）组与安慰剂组相比主要终点事件发生率的差异无统计学意义（4.29% vs. 4.48%，P=0.6）；但阿司匹林组胃肠道出血事件（主要是轻微出血）发生率显著增加（0.97% vs. 0.46%，P=0.0007）。该研究中患者的心血管危险因素均得到较好的控制，推算两组实际的 10 年 ASCVD 发生率小于 10%，因此整体结论与既往低风险人群中一级预防的研究结果相一致。

糖尿病心血管事件研究（ASCEND）平均随访 7.4 年，共纳入 15 480 例年龄 ≥ 40 岁具有危险因素的糖尿病患者（60% 的患者初始 5 年严重血管事件风险 >5%）。结果显示阿司匹林（100mg/d）组首次严重血管事件风险低于安慰剂组（8.5% vs. 9.6%，P=0.01）；阿司匹林组大出血（主要是胃肠道出血）发生率高于安慰剂组（4.1% vs. 3.2%，P=0.003），两组间出血性脑卒中发生率的差异无统计学意义。该研究推算的实际 10 年 ASCVD 风险高于其他研究。提示阿司匹林可降低糖尿病患者严重血管事件的风险，但增加的出血风险抵消了获益，即使在初始 5 年严重血管事件风险 >10% 的亚组也是同样结果。但该研究中未排除出血尤其是胃肠道出血高危人群。

阿司匹林降低老年人事件（ASPREE）研究平均随访4.7年，共纳入19 114例年龄≥70岁具有一定心血管病风险（预期的心血管疾病发生率22.4/1 000人年）的老年人。结果显示阿司匹林（100mg/d）并未能降低心血管疾病的发生率；阿司匹林组大出血（多数为胃肠道出血和颅内出血）风险增加（8.6/1 000人年与6.2/1 000人年，$P<0.001$），远超过年轻患者研究中的发生率。提示在70岁以上老年人中使用阿司匹林一级预防可导致大出血风险显著增加，且不能降低心血管疾病风险。但与其他研究类似，该研究实际心血管事件的风险仅为预期的一半。

使用阿司匹林一级预防总体上需要把握获益大于风险的原则。近期的随机对照试验均不支持在ASCVD风险<10%的人群中使用阿司匹林进行一级预防。近年来随着心血管病危险因素控制的增强，ASCVD的实际风险低于预期风险，从而降低了阿司匹林一级预防的净获益，提示应当改进初始的危险评估方法（应包括其他危险增加因素如早发心脑血管病家族史，血脂、血压或血糖控制不达标等）。对于其他危险因素没有得到很好控制的高风险人群，使用阿司匹林一级预防仍有可能获益。因此阿司匹林一级预防需要更加仔细筛选ASCVD高风险人群，同时评估并排除出血高危患者。ASCVD风险可以采用改良的Framingham卒中风险评估量表、汇集队列方程等工具进行风险评估。一般10年ASCVD风险>10%为风险增加。出血的危险因素包括既往有消化道出血或溃疡病史、其他部位出血史、年龄 >70 岁、血小板减少、凝血功能障碍、慢性肾病、同时服用增加出血风险的药物如非甾体抗炎药、激素或抗凝药等。阿司匹林治疗获益和风险的权衡主要取决于四个方面：出血风险、基础心血管病发病风险、阿司匹林治疗依从性及年龄。

【推荐意见】

1. 对于 ASCVD 高风险（10 年风险 >10%）且出血风险低的人群，可考虑使用小剂量阿司匹林（75 ~ 100mg/d）进行脑血管病的一级预防（Ⅲ级推荐，A 级证据）。使用阿司匹林时，应充分评估出血风险，权衡利弊，进行个体化选择。

2. 对于治疗获益可能超过出血风险的女性高危患者，可以考虑使用阿司匹林（100mg/ 隔日）进行脑卒中的一级预防（Ⅲ级推荐，B 级证据）。

3. 可以考虑使用阿司匹林用于预防慢性肾病患者 [eGFR<45ml/（min·1.73m^2）] 首次脑卒中的发生（Ⅲ级推荐，C 级证据）。但这一建议并不适用于严重肾病患者 [4 期或 5 期，eGFR<30ml/（min·1.73m^2）]。

4. 不推荐在 ASCVD 中低风险（10 年风险 <10%）的人群中使用阿司匹林预防首次脑卒中的发生（A 级证据）。

5. 不推荐 70 岁以上老年人使用阿司匹林预防首次脑卒中的发生（B 级证据）。

二、脑卒中首次发病风险评估与预警

脑卒中首次发病风险评估与预警是脑卒中一级预防的重要内容和手段。使用风险评估工具有助于识别脑卒中高危人群，建立基于脑卒中发病风险的个体化预防策略，提高被评估者及医师的脑卒中发生风险意识，按照指南积极控制危险因素，必要时进行头颅MRA/CTA/DSA 等专科检查评估及诊治，及时采取预防措施。

国内外已建立了一些脑卒中首次发病风险的评估工具。Framingham 卒中风险评估量表（Framingham stroke profile，FSP）是最早提出并得以广泛应用的简易脑卒中风险评估工具，对于指导脑卒中高危个体一级预防决策具有重要价值，后来的改良 FSP 结合了高血压治疗前后的血压水平，提高了对脑卒中发生风险的预测能力。改良 FSP 已在我国人群中得到验证，结果显示可预测国人脑卒中的发生风险，但可能会高估实际脑卒中发生风险。汇集队列方程（pooled cohort equations）基于多项大型队列的研究数据获得，可以通过网页或专用 Excel 表格等方式，输入年龄、性别、种族、总胆固醇、HDL-C、收缩压、降压药物治疗、糖尿病、吸烟等危险因素获得未来 10 年 ASCVD 的发生风险，对于指导阿司匹林和他汀类药物使用具有重要意义。此外，还有一些其他风险评估工具在使用，例如英国 QRISK 和 QRISK2 评分、卒中风险测评 APP、PREDICT 心脑血管风险评估模型等。但国外这些风险评估工具纳入的危险因素及人群不同，在应用于国人脑卒中风险评估之前应先进行适用性调整。

我国专家根据前瞻性随访队列建立了多个脑卒中首次发病风险评估工具，具有代表性的有：缺血性心血管病 10 年发病危险度评估表、中国多省市队列研究评估量表、国人卒中终生风险评估量表、脑血管功能积分、China-PAR 风险预测模型等。其中，China-PAR 风险预测模型整合了四项最新的中国人群前瞻性队列随访数据，总样本超过 12 万人，通过包括输入年龄、总胆固醇、HDL-C、糖尿病等综合指标数据，借助数学模型计算出 10 年后个人 ASCVD 发病风险。China-PAR 模型与美国汇集队列方程相比，对中国人群 10 年 ASCVD 发病风险的预测更加准确，为我国心脑血管疾病的一级预防提供了实用性评估工具。

以上几个脑卒中首次发病风险评估工具并无太多相互之间的比较研究，具体选择可根据个人的条件或方便程度决定。但由于国内外大部分风险评估工具同时评估心脑血管病的发病风险，而心血管病与脑血管病的危险因素和发病机制存在一定的差异，因此需优先选择侧重脑卒中风险评估的工具。不同工具评估脑卒中低危、中危、高危的标准不同，中／高危个体需要依据具体的危险因素采取针对性的个体化干预措施。

【推荐意见】

1. 使用经过验证的脑卒中风险评估工具有助于

识别脑卒中高风险人群和可能从干预治疗中获益的人群，但对于筛检出的高危个体，具体治疗还应根据其整体风险状况确定个体化方案（Ⅱ级推荐，B级证据）。

2. 可考虑使用改良的 Framingham 卒中风险评估量表、汇集队列方程、卒中风险测评 APP、脑血管功能积分、China-PAR 风险预测模型等测评工具进行脑卒中首次发病风险的评估（Ⅱ级推荐，B级证据）。

参 考 文 献

[1] WANG W, JIANG B, SUN H, et al. Prevalence, incidence, and mortality of stroke in China: results from a nationwide population-based survey of 480 687 adults[J]. Circulation, 2017, 135(8): 759-771.

[2] WANG Z, CHEN Z, ZHANG L, et al. Status of hypertension in China: results from the China hypertension survey, 2012-2015 [J]. Circulation, 2018, 137(22): 2344-2356.

[3] WHELTON P K, CAREY R M, ARONOW W S, et al. 2017 ACC/AHA/ AAPA / ABC / ACPM / AGS / APhA / ASH / ASPC / NMA / PCNA guideline for the prevention, detection, evaluation, and management of high blood pressure in adults: executive summary: a report of the American College of Cardiology / American Heart Association Task Force on clinical practice guidelines[J]. Circulation, 2018, 138(17): e426-483.

[4] WOLF P A, D'AGOSTINO R B, BELANGER A J, et al. Probability of stroke: a risk profile from the Framingham Study[J]. Stroke, 1991, 22(3): 312-318.

[5] LV J, YU C, GUO Y, et al. Adherence to healthy lifestyle and cardiovascular diseases in the Chinese population[J]. J Am Coll Cardiol, 2017, 69(9): 1116-1125.

[6] GAN Y, WU J, LI L, et al. Association of smoking with risk of stroke in

middle-aged and older Chinese: Evidence from the China National Stroke Prevention Project[J]. Medicine (Baltimore), 2018, 97(47): e13260.

[7] BANERJEE C, MOON Y P, PAIK M C, et al. Duration of diabetes and risk of ischemic stroke: the Northern Manhattan Study[J]. Stroke, 2012, 43(5): 1212-1217.

[8] BRAGG F, LI L, YANG L, et al. Risks and population burden of cardiovascular diseases associated with diabetes in China: a prospective study of 0.5 million adults[J]. PLoS Med, 2016, 13 (7): e1002026.

[9] 中华医学会糖尿病学分会. 中国 2 型糖尿病防治指南 (2017 年版)[J]. 中华糖尿病杂志 , 2018, 10(1): 4-67.

[10] FANG H J, ZHOU Y H, TIAN Y J, et al. Effects of intensive glucose lowering in treatment of type 2 diabetes mellitus on cardiovascular outcomes: A meta-analysis of data from 58,160 patients in 13 randomized controlled trials[J]. Int J Cardiol, 2016, 218: 50-58.

[11] EMDIN C A, RAHIMI K, NEAL B, et al. Blood pressure lowering in type 2 diabetes: a systematic review and meta-analysis[J]. JAMA, 2015, 313(6): 603-615.

[12] PATEL M R, MAHAFFEY K W, GARG J, et al. Rivaroxaban versus warfarin in nonvalvular atrial fibrillation[J]. N Engl J Med, 2011, 365(10): 883-891.

[13] DEL-CARPIO MUNOZ F, GHARACHOLOU S M, MUNGER T M, et al. Meta-analysis of renal function on the safety and efficacy of novel oral anticoagulants for atrial fibrillation[J]. Am J Cardiol, 2016, 117(1): 69-75.

[14] 诸骏仁 , 高润霖 , 赵水平 , 等 . 中国成年人血脂异常防治指南 (2016 年修订版)[J]. 中国循环杂志 , 2016, 31(10): 937-953.

[15] RUNDY S M, STONE N J, BAILEY A L, et al. 2018 AHA / ACC / AACVPR/AAPA/ABC/ACPM/ADA/AGS/APhA/ASPC/NLA/ PCNA guideline on the management of blood cholesterol[J]. Circulation, 2018: R625NAGATA C, TAKATSUKA N, SHIMIZU N, et al. Sodium intake and risk of death from stroke in Japanese men and women[J].

Stroke,2004, 35(7):1543-1547.

[16] LI X Y, CAI X L, BIAN P D, et al. High salt intake and stroke: meta-analysis of the epidemiologic evidence[J]. CNS Neurosci Ther, 2012, 18(8): 691-701.

[17] PATERSON K E, MYINT P K, JENNINGS A, et al. Mediterranean diet reduces risk of incident stroke in a population with varying cardiovascular disease risk profiles[J]. Stroke, 2018: 2415-2420.

[18] LIN H P, BAGHDASARIAN S, SINGER M R, et al. Dietary cholesterol, lipid levels, and cardiovascular risk among adults with diabetes or impaired fasting glucose in the framingham offspring study[J]. Nutrients, 2018, 10(6):770.

[19] 黄绯绯, 张伋, 王惠君, 等. 膳食胆固醇摄入量对中国 30 岁以上人群脑卒中发病影响的纵向研究 [J]. 卫生研究, 2016,45(3): 383-387.

[20] LI X, LI X, FANG F, et al. Is Metabolic syndrome associated with the risk of recurrent stroke: a meta-analysis of cohort studies[J]. J Stroke Cerebrovasc Dis, 2017, 26(12): 2700-2705.

[21] SHOAMANESH A, PREIS S R, BEISER A S, et al. Circulating biomarkers and incident ischemic stroke in the Framingham Offspring Study[J]. Neurology, 2016, 87(12): 1206-1211.

[22] ZHAO M, WU G, LI Y, et al. Meta-analysis of folic acid efficacy trials in stroke prevention: Insight into effect modifiers[J]. Neurology, 2017, 88(19): 1830-1838.

[23] CALHOUN A H, BATUR P. Combined hormonal contraceptives and migraine: An update on the evidence[J]. Cleve Clin J Med, 2017, 84(8): 631-638.

[24] NAVI B B, IADECOLA C. Ischemic stroke in cancer patients: a review of an underappreciated pathology[J]. Ann Neurol, 2018, 83(5): 873-883.

[25] PRADHAN A D, ADAY A W, ROSE L M, et al. Residual inflammatory risk on treatment with PCSK9 inhibition and statin therapy[J]. Circulation, 2018, 138(2): 141-149.

[26] RIDKER P M, EVERETT B M, PRADHAN A, et al. Low-dose

methotrexate for the prevention of atherosclerotic events[J]. N Engl J Med, 2019, 380(8): 752-762.

[27] BUTT A A, YAN P, SHUAIB A, et al. Direct-acting antiviral therapy for HCV infection is associated with a reduced risk of cardiovascular disease events[J]. Gastroenterology, 2019, 156 (4): 987-996.

[28] WEST B H, NOUREDDIN N, MAMZHI Y, et al. Frequency of patent foramen ovale and migraine in patients with cryptogenic stroke [J]. Stroke, 2018, 49(5): 1123-1128.

[29] BUSHNELL C, MCCULLOUGH L D, AWAD I A, et al. Guidelines for the prevention of stroke in women: a statement for healthcare professionals from the American Heart Association / American Stroke Association[J]. Stroke, 2014, 45(5): 1545-1588.

[30] JARDINE M J, NINOMIYA T, PERKOVIC V, et al. Aspirin is beneficial in hypertensive patients with chronic kidney disease: a post-hoc subgroup analysis of a randomized controlled trial[J]. J Am Coll Cardiol, 2010, 56(12): 956-965.

[31] Antithrombotic Trialists' (ATT) Collaboration, BAIGENT C, BLACKWELL L, et al. Aspirin in the primary and secondary prevention of vascular disease: collaborative meta-analysis of individual participant data from randomised trials[J]. Lancet, 2009, 373(9678): 1849-1860.

[32] OGAWA H, NAKAYAMA M, MORIMOTO T, et al. Low-dose aspirin for primary prevention of atherosclerotic events in patients with type 2 diabetes: a randomized controlled trial[J]. JAMA, 2008, 300(18): 2134-2141.

[33] BELCH J, MACCUISH A, CAMPBELL I, et al. The prevention of progression of arterial disease and diabetes (POPADAD) trial: factorial randomised placebo controlled trial of aspirin and antioxidants in patients with diabetes and asymptomatic peripheral arterial disease[J]. BMJ, 2008, 337: a1840.

[34] IKEDA Y, SHIMADA K, TERAMOTO T, et al. Low-dose aspirin for

primary prevention of cardiovascular events in Japanese patients 60 years or older with atherosclerotic risk factors: a randomized clinical trial[J]. JAMA, 2014, 312(23): 2510-2520.

[35] UCHIYAMA S, ISHIZUKA N, SHIMADA K, et al. Aspirin for stroke prevention in elderly patients with vascular risk factors: japanese primary prevention project[J]. Stroke, 2016, 47(6): 1605-1611.

[36] MORA S, MANSON J E. Aspirin for primary prevention of atherosclerotic cardiovascular disease: advances in diagnosis and treatment[J]. JAMA Intern Med, 2016, 176(8): 1195-1204.

[37] ASCEND Study Collaborative Group, BOWMAN L, MAFHAM M, et al. Effects of aspirin for primary prevention in persons with diabetes mellitus[J]. N Engl J Med, 2018, 379(16):1529-1539.

[38] MCNEIL J J, WOODS R L, NELSON M R, et al. Effect of aspirin on disability-free survival in the healthy elderly[J]. N Engl J Med, 2018, 379(16): 1499-1508.

[39] GOFF D J, LLOYD-JONES D M, BENNETT G, et al. 2013 ACC / AHA guideline on the assessment of cardiovascular risk: a report of the American College of Cardiology/American Heart Association task force on practice guidelines[J]. J Am Coll Cardiol, 2014, 63(25 Pt B): 2935-2959.

[40] GARCÍA RODRÍGUEZ L A, MARTÍN-PÉREZ M, HENNEKENS C H, et al. Bleeding risk with long-term low-dose aspirin: a systematic review of observational studies[J]. PLoS One, 2016, 11(8): e0160046.

[41] BIBBINS-DOMINGO K. Aspirin use for the primary prevention of cardiovascular disease and colorectal cancer: U. S. preventive services task force recommendation statement[J]. Ann Intern Med, 2016, 164(12): 836-845.

[42] WOLF P A, D'AGOSTINO R B, BELANGER A J, et al. Probability of stroke: a risk profile from the Framingham Study[J]. Stroke, 1991, 22(3): 312-318.

[43] GOLDSTEIN L B, BUSHNELL C D, ADAMS R J, et al. Guidelines for

the primary prevention of stroke: a guideline for healthcare professionals from the American Heart Association/American Stroke Association[J]. Stroke, 2011, 42(2): 517-584.

[44] 黄久仪, 曹奕丰, 郭吉平, 等. 应用改良弗明汉卒中风险评估工具预测中国人卒中的风险 [J]. 中国脑血管病杂志, 2013, 10(5): 228-232.

[45] HIPPISLEY-COX J, COUPLAND C, VINOGRADOVA Y, et al. Derivation and validation of QRISK, a new cardiovascular disease risk score for the United Kingdom: prospective open cohort study [J]. BMJ, 2007, 335(7611): 136.

[46] HIPPISLEY-COX J, COUPLAND C, VINOGRADOVA Y, et al. Predicting cardiovascular risk in England and Wales: prospective derivation and validation of QRISK2[J]. BMJ, 2008, 336 (7659): 1475-1482.

[47] PARMAR P, KRISHNAMURTHI R, IKRAM M A, et al. The Stroke Riskometer (TM) App: validation of a data collection tool and stroke risk predictor[J]. Int J Stroke, 2015, 10(2): 231-244.

[48] PYLYPCHUK R, WELLS S, KERR A, et al. Cardiovascular disease risk prediction equations in 400 000 primary care patients in New Zealand: a derivation and validation study[J]. Lancet, 2018, 391(10133): 1897-1907.

[49] 国家 "十五" 攻关 "冠心病、脑卒中综合危险度评估及干预方案的研究" 课题组, 武阳丰, 周北凡, 等. 国人缺血性心血管病发病危险的评估方法及简易评估工具的开发研究 [J]. 中华心血管病杂志, 2003, 31(12): 893-901.

[50] 脑卒中高危人群筛检手段全国多中心扩展性试验课题组. 脑卒中高危人群筛检手段的多中心前瞻性研究与评价 [J]. 中华流行病学杂志, 2008, 29(2): 105-109.

[51] National Multicenter Expansion Test Group on Screening Means for High Risk Population of Stroke. Multiple center collaborative research on high risk population screening measure[J]. Chin J Epidemiol, 2008, 29(2): 105-109.

[52] 黄久仪, 王桂清, 沈凤英, 等. 脑血管血液动力学积分与脑卒中风险

的队列研究 [J]. 中华流行病学杂志 , 2003, 24(2):89-93.

[53] YANG X, LI J, HU D, et al. Predicting the 10-year risks of atherosclerotic cardiovascular disease in Chinese population: the China-PAR Project (Prediction for ASCVD Risk in China) [J]. Circulation, 2016, 134(19): 1430-1440.

第三章
缺血性脑卒中的急性期内科治疗

　　我国住院急性缺血性脑卒中患者发病后 3 个月时病死率可达 9%~9.6%，致死/残疾率为 34.5%~37.1%；1 年病死率为 14.4%~15.4%，致死/残疾率为 33.4%~33.8%。这给社会和家庭造成了沉重的负担。因此，急性缺血性脑卒中的患者需要早期、迅速、积极的处理，主要原则包括早期诊治、早期预防再发和早期康复。急性脑卒中的诊疗是一项系统工程，需要多部门、多环节、院内外的配合协调，最终实现对脑卒中的有效救治。国家卫生健康委脑卒中防治工程委员会一直在加强急救转运系统的建立，并促进脑卒中救治医疗机构建立有效联动机制，避免院前延误，实现快速、有效转运患者。医疗机构也应该建立多学科合作的脑卒中诊治团队，根据指南制订急性脑卒中诊治预案，建立脑卒中诊治绿色通道（表 3-1），有条件的医院逐步建立规范的远程脑卒中诊治系统。当地卫生主管部门组建区域脑卒中分级救治系统，医疗机构具备分级开展脑卒中适宜诊治技术的能力，并逐步建立认证、考核和质量改进体系。本章起开始介绍缺血性脑卒中的急性期治疗，主要涉及内科药物干预和治疗（介入及外科治疗另有分册详述）。

表 3-1　缺血性脑卒中急诊绿色通道各流程的目标时间

项目	目标值 / 分钟
1　患者到达急诊—医师接诊时间	10
2　患者到达急诊—卒中团队接诊时间	15
3　患者到达急诊—初始 CT 检查时间	20
4　患者到达急诊—CT 判读时间	45
5　患者到达急诊—应用药物时间	60
6　患者到达急诊—股动脉穿刺时间	120

第一节　脑卒中识别与评估

缺血性脑卒中的识别需从院前开始，并迅速将疑似脑卒中患者送达具备相应诊治能力的医院，目的是尽快对合适的急性缺血性脑卒中患者进行溶栓治疗或血管内取栓治疗。若患者突然出现以下任一症状时应考虑脑卒中的可能：①一侧肢体（伴或不伴面部）无力或麻木；②一侧面部麻木或口角歪斜；③说话不清或理解语言困难；④双眼向一侧凝视；⑤单眼或双眼视力丧失或视物模糊；⑥眩晕伴呕吐；⑦意识障碍或抽搐。缺血性脑卒中的评估包括：病史和体格以及神经系统检查、辅助检查、疾病诊断和病因分型等。

一、病史和体格检查

1. **病史采集**　询问症状出现的时间最为重要，如果是睡眠中起病，应以最后表现正常的时间作为起病时间。其他包括神经症状发生及进展特征；血管及心脏病危险因素；用药史、药物滥用、偏头痛、痫性发作、感染、创伤及妊娠史等。

2. **一般体格检查与神经系统检查**　评估气道、呼吸和循环功能后，立即进行一般体格检查和神经系统检查。

3. **用卒中量表评估病情严重程度**　常用量表有：①美国国立卫生研究院卒中量表（the National Institutes of Health Stroke Scale，NIHSS），是目前国际上最常用量表。②中国脑卒中患者临床神经功能缺损程度评分量表（1995）。③斯堪的纳维亚卒中量表（Scandinavian Stroke Scale，SSS）。

二、辅助检查

1. **影像学检查**　急诊平扫 CT 可准确排除颅内出血，并帮助鉴别非血管性病变（如脑肿瘤），是疑似脑卒中患者首选的影像学检查方法。其他影像学方法如多模式 CT、头颅 MRI、头颅 CTA 对脑实质损害及血管的评估更加精准，在第二节中详述。

2. **实验室检查**　对疑似脑卒中患者应进行常规实验室检查，以便排除类卒中或其他病因。所有患者都应做的检查为：①血糖、肝肾功能和电解质；②心电图和心肌缺血标志物；③全血计数，包括血小板计数；④凝血酶原时间（PT）／国际标准化比率（INR）和活化部分凝血活酶时间（APTT）。

3. **其他检查**　若出现其他脏器合并症，或者诊断存疑时可通过以下方法进一步鉴别：①动脉血气分析；②脑电图（怀疑痫性发作）；③腰椎穿刺（怀疑蛛网膜下腔出血或怀疑感染性疾病）；④胸部 X 线检查。

三、诊断标准

根据国际疾病分类（第 11 版）（ICD-11）对缺血性脑卒中的定义，有神经影像学显示责任缺血病灶时，无论症状／体征持续时间长短都可诊断缺血性脑卒中，但在无法得到影像学责任病灶证据时，仍以症状／体征持续超过 24 小时为时间界限诊断缺血性脑卒中。应注意多数 TIA 患者症状不超过 0.5～1.0 小时。急性缺血性脑卒中诊断标准：①急性起病；②局灶神经功能缺损（一侧面部或肢体无力或麻木、语言障碍等），少数为全面神经功能缺损；③影像学出现责任病灶或症状体征持续 24 小时以上；④排除非血管性病因；⑤脑 CT/MRI 排除脑出血。

四、病因分型

对急性缺血性脑卒中患者进行病因／发病机制分型有助于判断预后、指导治疗和选择二级预防措施。当前国际广泛使用急性缺血性卒中 TOAST 病因分型，分为五种类型：大动脉粥样硬化型、心源性栓塞型、小动脉闭塞型、其他明确病因型和不明原因型。

【推荐意见】

1. 按照标准流程处理疑似脑卒中患者（I 级推荐，C 级证据）。

2. 对疑似脑卒中患者应行头颅平扫 CT 或 MRI（T_1／T_2／DWI）检查，尽量缩短检查所需时间（Ⅰ级推荐，C 级证据）。

3. 应进行必要的血液学、凝血功能和生化检查，所有患者在启动静脉阿替普酶溶栓前必须进行血糖测定（Ⅰ级推荐，B 级证据）。

4. 应行心电图检查（Ⅰ级推荐，C 级证据），有条件时应持续心电监测（Ⅱ级推荐，C 级证据）。

5. 运用神经功能缺损量表评估病情程度，最好是 NIHSS 评分（Ⅰ级推荐，B 级证据）。

第二节　脑卒中影像评估

影像技术在缺血性脑卒中临床诊疗中具有重要的地位，通常所涉及的影像技术为：①计算机断层扫描（computerized tomographic scanning，CT）：包括 CT 平扫（non-contrast CT，NCCT），CT 增强扫描，CT 灌注成像（CT Perfusion，CTP）和 CT 动脉血管成像（CT angiography，CTA）；②磁共振成像（magnetic resonance imaging，MRI）：包括常规磁共振成像，弥散加权成像（diffusion-weighted imaging，DWI），灌注加权成像（perfusion-weighted imaging，MRP 或 PWI），液体衰减反转恢复序列（fluid-attenuated inversion revovery，FLAIR），磁共振动脉成像（magnetic resonance angiography，MRA），高分辨血管壁磁共振成像（high resolution vessel wall MRI，HRVW MRI）等；

③数字减影血管造影（digital substraction angiography，DSA）。临床上，我们通过以上技术对脑组织、脑血管、脑血流灌注等进行评估。

一、脑组织评估方法

主要包括 CT 及 MRI。

1. CT 在缺血性脑卒中诊疗中的作用　目前，NCCT 是临床上公认的急性缺血性脑卒中常规检查和首选检查手段。但 CT 为密度成像，病灶常在发病 24 小时后出现低密度改变，早期 CT 的作用主要是排除脑出血。少部分患者超早期（<6 小时）在 CT 上可出现脑梗死的早期征象：①灰白质分界消失，脑沟、脑裂变浅；②岛带征，指壳核与岛叶之间的界限模糊；③高密度的大脑中动脉/基底动脉征，血管内密度增高，CT 值为 77～89Hu。随着发病时间的延长，病灶的密度逐渐降低。急性期（24 小时后）逐渐表现为低密度影，大面积梗死则可因脑水肿而出现占位效应；亚急性期（<2 周）呈现出明显低密度影；慢性期（1～2 个月），边界清楚的软化灶形成。

2. MRI 在缺血性脑卒中诊疗中的作用　常规 MRI 扫描序列包括 DWI、T_1WI、T_2WI 和 FLAIR。DWI 序列在缺血数分钟后即可出现异常高信号，是目前急性脑梗死病灶最精确的诊断手段。T_2WI 一般在 6 小时后出现病灶的高信号，T_1WI 出现病灶的低信号时间与 NCCT 相近。DWI 可区分缺血性脑卒中新鲜病灶和陈旧病灶，起病 2 周内为高信号，之后逐渐降低，可利用这一特征很好地对位置相近的新旧病灶进行鉴别。在脑卒中发生 24 小时内，MRI 的 DWI 敏感性为 80%～95%，同期 CT 敏感性却只有 16%。不同时期脑梗死在 MRI 上的表现见表 3-2。

表 3-2　不同时期的脑梗死在 MRI 上的表现

时间	MRI（DWI）	MRI（T$_2$WI）	MRI（T$_1$WI）
超早期(<6 小时)	↑	–	–
急性期(6～24 小时)	↑↑	↑	↓
亚急性期(1 天～2 周)	↑	↑↑	↓↓
慢性期(>2 周)	–↓	↑↑↑	↓↓↓

注："↑"指信号强度增加；"↓"指信号强度降低；"–"指信号强度不变。

二、脑血管评估方法

血管影像可帮助我们了解血管闭塞部位、有无斑块及其性质、狭窄程度等。对确诊临床病因、制订精准化治疗方案、判断预后具有重要意义。此处简单介绍 CTA、MRA、DSA 三种常用脑血管成像技术。高分辨血管壁磁共振成像（high resolution vessel wall MRI，HRVW MRI）作为重要补充。

1. CTA　对颅内外动脉狭窄情况的判断可靠性较高，还可分析斑块形态及 CT 值，判断斑块性质，鉴别软、硬斑块及混合斑块，对脑卒中风险评估及临床诊疗提供重要的帮助，CTA 诊断软斑块的准确性为93%。比较 CTA 和 DSA 发现，CTA 在诊断无症状性血管异常方面具有 95% 以上的敏感性和接近 100% 的特异性，阳性和阴性预测值均超过 97%。Nguyen-Huynh 等人研究表明，对于颅内大动脉闭塞 CTA 检出的敏感性、特异性均为 100%；血管狭窄大于 50%，其敏感性、特异性分别为 97.1%、99.5%。

2. MRA　成像原理是利用流动血液的 MRI 信号与周围静止组织的 MRI 信号差异而建立图像对比的一种技术。MRA 对管腔狭窄判断不如 CTA，但对闭塞血管诊断的准确性高于 CTA，约 100%，但是对末梢血管的评估准确性不如 CTA 及 DSA。MRI 对血肿信号极为敏感，因此 MRI 结合 MRA 能够显示动脉夹层血肿导致的管腔狭窄，是大动脉夹层的筛查方法，尤其是颈内动脉夹层。

3. DSA　能够清晰显示自主动脉弓至整个颅内各级血管及其分支的位置、形态等，能准确地评估血管狭窄及侧支循环代偿状况。根据动态血流情况，利用ASITN/SIR 侧支循环评估系统将侧支循环分为 5 级。0 级：没有侧支血流到缺血区域；1 级：缓慢的侧支血流到缺血周边区域，伴持续的灌注缺陷；2 级：快速的侧支血流到缺血周边区域，伴持续的灌注缺陷，仅有部分到缺血区域；3 级：静脉晚期可见缓慢但是完全的血流到缺血区域；4 级：通过逆行灌注血流快速而完全的灌注到整个缺血区域。在溶栓和介入治疗前后还可以通过 mTICI（modified thrombolysis in cerebral

infarction）评分标准衡量血流恢复的客观影像学指标。mTICI 评分共 5 个级别，其中 0 级代表无灌注，3 级代表完全恢复血流灌注，2b 级和 3 级提示再通成功。mTICl 分级标准见表 3-3。

表 3-3　mTICl 分级标准

mTICI 分级	描述
0	无血流灌注
1	仅有微量血流通过闭塞段
2a	远端缺血区有部分血流灌注（<50%）
2b	远端缺血区有血流灌注（>50%）
3	远端缺血区血流完全恢复灌注

4. HRMRI　为新兴的血管成像技术，不仅可以进行管腔成像，而且能够直观显示管壁结构，是目前唯一可在体外进行颅内血管壁成像的无创检查技术，能够动态观察颅内动脉斑块的发生发展，为药物和介入治疗提供指导依据。HRMRI 还可以鉴别少见的脑血管病如烟雾病、动脉夹层、血管炎等，为脑卒中的对因治疗提供影像学依据。

三、脑血流灌注评估方法

1. CTP　在检测缺血性脑损伤及区分梗死灶和缺血半暗带上准确性很高，根据每一个像素的时间 - 密度曲线能够计算出脑循环参数如脑血容量（cerebral blood

volume, CBV)、脑血流量(cerebral blood flow, CBF)、对比剂平均通过时间(mean transit time, MTT)、峰值时间(time to peak, TTP)、达峰时间(time to maximum, T_{max})等,比较这些参数可将梗死灶和可逆转的缺血半暗带区分开。目前一般将局部脑血流量(rCBF)<30%作为梗死核心区的阈值,T_{max}>6秒作为缺血低灌注区域的阈值,后者减去前者即为缺血半暗带。

2. MRP 为一种建立在血流流动效应基础上的成像方法,分为对比剂首过法和动脉自旋标记法。MRP与CTP类似,但相比多模态CT技术,MRP耗时更长,而且很多急诊情况下无法使用(如没有可用的仪器或有禁忌证),但没有辐射是其优点。MRI序列中DWI的高信号往往界定为梗死,临床上将 T_{max}>6秒的区域和DWI的区域不匹配作为缺血半暗带。

【推荐意见】

1. 所有疑似急性脑卒中患者均应在入院时接受颅脑影像学评估。CT平扫(noncontrast CT, NCCT)能为制订急诊治疗决策提供必要的信息(Ⅰ级推荐,A级证据)。

2. NCCT是监测缺血性脑卒中后恶性脑水肿及出血转化常规选择的影像方式(Ⅰ级推荐,A级证据)。

3. 急性缺血性脑卒中早期诊断,MRI-DWI的敏感性及特异性优于CT及MRI其他序列(Ⅰ级推荐,A级证据)。

4. 在急性脑梗死超过3小时的患者,特别是考虑血管内治疗的患者,需进行诊断性血管影像学检查(Ⅰ

级推荐，A 级证据）。

5. HRMRI 是 CTA、MRA 和 DSA 的重要补充技术，在动脉粥样斑块的性质、管腔的狭窄程度、动脉夹层、烟雾病、血管炎诊断方面具有重要价值（Ⅰ级推荐，A 级证据）。

6. CTP/MRP 帮助临床区分永久性的梗死和可逆转的缺血半暗带存在，有助于溶栓和血管内治疗（Ⅰ级推荐，A 级证据）。

第三节　一般支持治疗

缺血性脑卒中患者的一般支持治疗主要是对症治疗、加强护理、预防并发症的发生，其主要目标是：①保证生命体征平稳；②保证充足的营养支持；③预防深静脉血栓，呼吸系统及泌尿系统并发症；④防止压疮的发生；⑤预防关节的僵硬、疼痛或挛缩。

1. **呼吸系统**　应监测氧饱和度，保持在 94% 以上，必要时吸氧。无低氧血症的患者不需常规吸氧。气道功能严重障碍者应给予气道支持（气管插管或切开）及辅助呼吸。

2. **心血管系统**　入院时常规进行心电图检查，必要时持续心电监护 24 小时或以上，以便早期发现阵发性心房颤动或严重心律失常等心脏病变。另外，约 70% 的缺血性脑卒中患者急性期血压升高，原因主要包括：病前存在高血压、疼痛、恶心、呕吐、焦虑、躁动等。多数患者在脑卒中后 24 小时内血压自发低至基础水平。ENCHANTED 研究旨在分析血压控制对急性脑卒中的安全性和潜在益处，为国际性、部分析因设计、开放标签、盲法终点 Ⅲ 期临床试验。研究一共随机 2 227 例接受阿替普酶静脉溶栓治疗的 AIS 受试者，其中 2 196 例进入分析集，随机分配 1 081 例受试者到强化降压组（1 小时内目标收缩压 130 ~ 140mmHg）和 1 115 例到指南推荐降压组（收缩压 <180mmHg）。分析结果显示，24 小时的平均收缩压分别为强化降压组 144mmHg 和指南推荐降压组 150mmHg（$P<0.0001$）。两组患者 90 天时的功能状态无差异（OR=1.01，95% 可信区间为 0.87 ~ 1.17，P=0.8702）。但和指南推荐降压组相比，强化降压组发生颅内出血的受试者明显更少（14.8% $vs.$ 18.7%，OR=0.75，95% 可信区间为 0.60 ~ 0.94，P=0.0137）。临床医师报告为严重不良事件的颅内出血比例（5.5% $vs.$ 9.0%，OR=0.59，95% 可信区间为 0.42 ~ 0.82，P=0.0017）和根据脑影像学数据中心判定严重颅内实质性血肿比例（13.2% $vs.$ 16.1%，OR=0.79，95% 可信区间为 0.62 ~ 1.00，P=0.0542）在强化降压组中均更低。接受溶栓治疗的轻中度 AIS 患者，强化降压相比指南推荐降压治疗，虽然不能改善功能结局，但是次要关键安全性终点显示强化降压能够减少颅内出血。目前针对脑卒中后早期是否应该立即降压、降压目标值、脑卒中后何时开始恢复原用降压药及降压药物的选择等问题的研究进展不多，尚存在争议。对于血压 ≥ 220/120mmHg，未接受静脉阿替普酶或血管内治疗，并且没有合并症需要紧急降压治

疗的患者，在急性缺血性脑卒中后最初的 48～72 小时启动或重新启动降压治疗的获益尚不确定，脑卒中发病后最初 24 小时内血压降低 15% 可能是合理的。存在颅内外动脉重度狭窄或闭塞的患者，应避免快速或过度的降压，这将会加重现有的缺血或导致脑缺血。急性缺血性脑卒中患者，如有其他合并症（例如，共存的急性冠状动脉事件、急性心力衰竭、主动脉夹层、溶栓后症状性脑出血或子痫前期／子痫）需要早期降压治疗的患者，将血压降低 15% 可能是安全的。

3. **体温与控制感染**　体温升高是急性缺血性脑卒中的常见并发症，并与不良预后相关。体温＞ 38℃ 时应给予处置，发热的脑卒中患者应使用解热药降低体温。并寻找病源，如存在细菌感染应积极给予抗生素治疗。亚低温治疗的疗效尚未得到证实，大多数研究表明低温诱导与包括肺炎在内的感染风险增高相关。

4. **营养治疗**　因为神经系统损害的原因，吞咽障碍、营养不良在脑卒中患者中相当常见。应在入院 24 小时内、开始进食之前完成吞咽障碍筛查。最常用的方法是洼田饮水试验，具体方法：让患者端坐，饮下 30ml 温水。吞咽功能分为五级。Ⅰ级：1 次咽下且不呛咳；Ⅱ级：分 2 次以上能咽下且不呛咳；Ⅲ级：1 次咽下但有呛咳；Ⅳ级：分 2 次以上咽下而且有呛咳；Ⅴ级：屡屡呛咳且不能全部咽下。

Ⅰ级且咽下时间是 5 秒之内为正常；Ⅰ级且咽下时间在 5 秒以上或 Ⅱ 级为可疑吞咽障碍；Ⅲ～Ⅴ级为

吞咽障碍，需要留置胃管。

【推荐意见】

1. 当伴有意识水平下降或存在延髓麻痹影响通气时，推荐对急性脑卒中患者进行气道支持和辅助通气（Ⅰ级推荐，C 级证据）。

2. 应吸氧以维持氧饱和度 >94%，不推荐给无低氧血症的 AIS 患者吸氧（Ⅰ级推荐，B 级证据）。

3. 对于准备行 rt-PA 静脉溶栓的患者，应将血压控制在 185<110mmHg 以下（Ⅰ级推荐，B 级证据）。

4. 对于发热（体温 >38℃）的脑卒中患者，应查找发热的原因并进行治疗，给予解热药以降低体温（Ⅰ级推荐，C 级证据）。

5. 诱导低温治疗缺血性脑卒中的临床获益尚不明确。低温治疗应仅限于正在进行的临床试验（Ⅱ级推荐，B 级证据）。

第四节　溶栓治疗

缺血性脑卒中的主要发病机制是各种原因引起的脑动脉急性闭塞，迅速开通闭塞血管、恢复血流是根本的治疗措施。静脉溶栓是目前最主要的恢复血流方法，药物包括重组组织型纤溶酶原激活剂（recombinant tissue plasminogen activator，rt-PA）、尿激酶和替奈普酶，其中 rt-PA 是唯一被国际广泛认可的脑卒中患者急性期血管再通治疗药物。1995 年美国国立神经病和卒中研究所（National Institute of Neurological

Disorders and Stroke，NINDS）首次研究证实，发病 3
小时内 rt-PA 静脉溶栓组 3 个月完全或接近完全神经
功能恢复者的比例显著高于安慰剂对照组，两组病死
率相似。2008 年欧洲急性卒中合作研究Ⅲ（European
Cooperative Acute Stroke Study Ⅲ，ECASS Ⅲ）结果显
示，在发病后 3.0 ~ 4.5 小时静脉使用 rt-PA 仍然有效。
尽管 rt-PA 溶栓的有效性及安全性已被各大临床研究证
实，但是在我国接受静脉溶栓治疗的急性缺血性脑卒
中（acute ischemic stroke，AIS）患者仅占所有脑卒中
患者的 2.4%；而据美国全国范围真实世界的统计，其
溶栓治疗率也只有 3% ~ 5%。随着临床研究的推进和
指南的更新，rt-PA 静脉溶栓使用适应证有逐渐扩大而
禁忌证相对缩小的趋势，但这需要个体化的筛选。

一、rt-PA 静脉溶栓推荐

（一）发病 3 小时内的静脉溶栓

1. **适应证**　有缺血性脑卒中导致的神经功能缺损
症状；症状出现 <3 小时；年龄 ≥ 18 岁；患者或家属
签署知情同意书。

2. **绝对禁忌证**　颅内出血（包括脑实质出血、脑
室内出血、蛛网膜下腔出血、硬膜下 / 外血肿等）；既
往颅内出血史；近 3 个月有严重头颅外伤史或脑卒中
史；颅内肿瘤、巨大颅内动脉瘤；近期（3 个月）有
颅内或椎管内手术；近 2 周内有大型外科手术；近
3 周内有胃肠或泌尿系统出血；活动性内脏出血；主
动脉弓夹层；近 1 周内有在不易压迫止血部位的动

脉穿刺；血压升高：收缩压 ≥ 180mmHg，或舒张压 ≥ 100mmHg；急性出血倾向，包括血小板计数低于 $100×10^9$ / L 或其他情况；24 小时内接受过低分子肝素治疗；口服抗凝剂且 INR>1.7 或 PT>15 秒；48 小时内使用凝血酶抑制剂或 Xa 因子抑制剂，或各种实验室检查异常（如 APTT，INR，血小板计数，ECT，TT 或 Xa 因子活性测定等）；血糖 <2.8mmol / L 或 >22.22mmol / L；头颅 CT 或 MRI 提示大面积梗死（梗死面积 >1 / 3 大脑中动脉供血区）。

3. **相对禁忌证** 下列情况需谨慎考虑和权衡溶栓的风险与获益（即虽然存在一项或多项相对禁忌证，但并非绝对不能溶栓）。

轻型非致残性脑卒中；症状迅速改善的脑卒中；惊厥发作后出现的神经功能损害（与此次脑卒中发生相关）；颅外段颈部动脉夹层；近 2 周内严重外伤（未伤及头颅）；近 3 个月内有心肌梗死史；孕产妇；阿尔茨海默病（老年痴呆）；既往疾病遗留较重神经功能障碍；未破裂且未经治疗的动静脉畸形、颅内小动脉瘤（<10mm）；少量脑内微出血（1 ~ 10 个）；使用违禁药物；类卒中。

（二）3.0 ~ 4.5 小时的静脉溶栓

随着发病时间的延长，患者缺血区域进一步演变成梗死，溶栓获益逐渐减少，出血风险逐渐增加。因此，对于发病时间 3.0 ~ 4.5 小时的患者，在 3 小时相对禁忌证基础上补充以下两点：使用抗凝药物，INR ≤ 1.7，PT ≤ 15 秒；严重脑卒中（NIHSS 评分

>25 分）。

（三）发病时间 4.5 小时以上的静脉溶栓

发病 4.5 小时以上的静脉溶栓研究不多，2018 年 wakeup 研究主要探索临床诊断为发病时间不明的缺血性脑卒中（醒后或不明发病时间脑卒中）患者的 rt-PA 静脉溶栓是否有效，患者均为最后看起来正常时间 >4.5 小时，有明确的神经功能缺损，脑卒中被发现后能在 4.5 小时内启动治疗。所有患者均通过急诊 MRI 检查，包括 DWI 和 FLAIR，MRI 显示 DWI-FLAIR 存在不匹配（DWI 高信号，FLAIR 阴性）。rt-PA 组和安慰剂组 90 天良好预后的比例分别为 131/246（53.3%）和 102/244（41.8%）（P=0.02），颅内出血率分别为 2.0% 和 0.4%（P=0.15）。研究结果提示，磁共振 DWI-FLAIR 检查存在错配的发病时间不明患者静脉溶栓治疗是安全有效的。2019 年发表了一项有关于发病时间大于 4.5 小时的卒中静脉溶栓的荟萃分析，主要纳入了时间窗 4.5 ～ 9.0 小时或醒后脑卒中并经过影像筛选的受试者，其中 213 名接受阿替普酶，201 名接受安慰剂。研究的主要结局为 3 个月时良好的功能结局（mRS 0 ～ 1 分），次要结局包括功能独立（mRS 0 ～ 2 分）及功能改善（mRS 减少 ≥ 1 分）。安全性结局包括死亡和症状性颅内出血。阿替普酶组中有 36% 患者出现主要结局，而安慰剂组为 29%（OR=1.86，95% 可信区间为 1.15 ～ 2.99，P=0.011）。同时，阿替普酶还显著增加了功能独立及功能改善的比例（OR=1.74，95% 可信区间为 1.08 ～ 2.81，P=0.022；OR=1.6，95% 可信区间为

1.12 ~ 2.27，*P*=0.009）。此外，尽管阿替普酶组颅内出血风险高于对照组，但两组在致死率上并无统计学差异。因此，对于发病时间 4.5 ~ 9.0 小时的卒中患者，经过影像学严格筛选后可以进行 rt-PA 静脉溶栓。

二、rt-PA 静脉溶栓的补充说明

（一）年龄

年龄是脑卒中发生的重要危险因素，也与脑卒中预后密切相关。对于年龄 ≥ 18 岁且符合其他标准的患者，3 小时内进行静脉 rt-PA 同样适合年龄 <80 岁和 >80 岁的患者。对于发病时间在 3.0 ~ 4.5 小时的 80 岁以上患者，静脉溶栓同样有效，并且是安全的，但应警惕出血风险。

（二）脑卒中严重程度

1. **轻型脑卒中** 尽管提前终止的 PRISMS 研究结果未能充分证明 rt-PA 对轻型脑卒中治疗的优势，但是在既往研究中均提示了轻型脑卒中溶栓的安全性。ECASS Ⅲ 亚组分析显示当按照基线 NIHSS 评分进行分层时，脑卒中严重程度与获益或安全性（症状性颅内出血或死亡）无明显相关。GWTG 注册研究同样显示，在发病 3 小时内和 3.0 ~ 4.5 小时进行溶栓治疗的两组轻型卒中患者，在功能转归良好率、症状性颅内出血和死亡的风险等方面均无明显差异。对于发病 3 小时内的轻度致残性脑卒中，给予静脉溶栓是安全的，3.0 ~ 4.5 小时的轻度致残性脑卒中也可以溶栓，但应注意出血风险。对于轻型非致残性脑卒中（NIHSS

0～5分），不建议静脉溶栓。

2. **症状严重者或快速缓解者**　对于严重脑卒中患者，建议发病3小时内静脉rt-PA溶栓治疗，虽然出血风险增加，但仍可获益。有的中重度缺血性脑卒中患者出现早期症状改善但仍有神经功能缺损，建议静脉rt-PA治疗。发病至治疗时间是影响预后的主要因素，不推荐为了观察症状是否改善而延迟静脉rt-PA治疗。

（三）rt-PA低剂量溶栓

NINDS研究选择0.9mg/kg剂量的依据，主要是两个前瞻性剂量相关研究，在剂量低于0.95mg/kg时，症状性颅内出血发生率相当。ECASS Ⅰ试验发现在发病<6小时内给予1.1mg/kg剂量的rt-PA溶栓治疗时，治疗组严重脑实质出血比例增加。因此，上述这些研究结果奠定了当前rt-PA标准剂量，即0.9mg/kg（最大剂量90mg）。关于低剂量是否有效，日本开展了J-ACT单臂研究，采用了NINDS研究的治疗组和对照组作为外对照，结果显示低剂量（0.6mg/kg，日本人）和标准剂量（0.9mg/kg，美国人）疗效和安全性相当。当前唯一的低剂量和标准剂量比较的RCT研究是ENCHANTED试验，结果并未能证实低剂量rt-PA疗效非劣于标准剂量rt-PA。由此，0.9mg/kg的标准剂量rt-PA依然是静脉溶栓治疗的主流。

（四）脑微出血（cerebral microbleedings，CMBs）

MRI磁敏感加权序列显示约1/4进行静脉rt-PA治疗的患者存在无症状性CMBs。尚无缺血性脑卒中静脉溶栓治疗的 RCT 使用 MRI 来筛查基线 CMBs，因此无法确定基线 CMBs 对患者 rt-PA 治疗效果的影响。基线 CMBs 与 rt-PA 静脉溶栓治疗后症状性颅内出血风险的相关性一直具有争议。两项荟萃分析显示，症状性颅内出血在基线 CMBs 患者中更为常见。然而，基线期存在 CMBs 患者的症状性颅内出血风险（6.1%，6.5%）没有比 NINDS 研究（6.4%）更高。有研究显示 CMBs 点 >10 个的患者，症状性颅内出血发生率为 40%，但是这仅仅基于 15 例患者的 6 个事件，且大于 10 个 CMBs 点的患者仅占样本量的 0.8%。4 项荟萃分析显示，与不存在 CMBs 的患者相比，有 CMBs 患者的功能预后更差（OR=1.58，95% 可信区间为 1.18 ~ 2.14，P=0.002）。因此，CMBs 会增加静脉溶栓后颅内出血的风险和不良预后的可能性，但是尚不清楚这些负面影响是否会完全抵消溶栓治疗带来的获益。也不清楚是否 CMBs 的位置和数量对预后会有不同影响。这些问题亟待进一步研究。但淀粉样血管病（CAA）患者禁止溶栓。

　　基于上述研究，2019AHA/ASA 指南推荐对既往 MRI 显示少量（1 ~ 10 个）CMBs 点、而其他标准都符合的患者，静脉溶栓是合理的，对于既往 MRI 显示大量 CMBs 点（>10 个）而其他标准都符合的患者，静脉溶栓可能与症状性颅内出血风险增加相关，且临床获益不明确。如果有显著潜在获益，静脉溶栓可能是合理的。

（五）同时伴有其他疾病

脑卒中患者常常伴有其他合并症，如终末期肾病、肿瘤、心脏疾病等。这些疾病既可能是引起脑卒中的病因，也可能是伴随疾病。这些合并症在早期研究中常被排除在外，随着临床实践的深入，越来越多的证据为溶栓治疗提供了一定依据。

1. **合并镰状细胞病**　对 AHA GWTG 卒中注册人群进行的一项病例对照研究，共纳入了 832 例成年镰状细胞病患者和 3 328 例年龄、性别和种族相匹配且神经功能缺损程度相似的无镰状细胞病对照组，结果显示镰状细胞病对 rt-PA 静脉溶栓治疗的安全性及疗效在出院时没有显著的影响。由此，推荐合并镰状细胞病的缺血性脑卒中患者进行 rt-PA 静脉溶栓是合理的。

2. **伴有终末期肾病**　对于正在接受血液透析而 APTT 正常的终末期肾病患者，推荐静脉 rt-PA 治疗。但是 APTT 升高患者的出血并发症风险可能会增加。

3. **伴有心脏疾病**

（1）急性心肌梗死：对于同时发生缺血性脑卒中和急性心肌梗死的患者，合理的治疗方法是首先使用脑卒中治疗剂量的 rt-PA，随后进行经皮冠状动脉血管成形术和支架置入术（如有适应证）。

（2）近期心肌梗死：对于最近 3 个月内有心肌梗死病史的缺血性脑卒中患者，如果为非 ST 段抬高型心肌梗死，或者累及右壁或下壁心肌的 ST 段抬高型心肌梗死，静脉 rt-PA 治疗缺血性脑卒中是合理的。如果是累及左前壁心肌的 ST 段抬高型心肌梗死，静脉 rt-PA

治疗缺血性脑卒中可能也是合理的，但应警惕心脏破裂/填塞的风险。

（3）其他心脏疾病：对于合并急性心包炎的可能导致严重残疾的严重患者或者可能导致轻度残疾的中度缺血性脑卒中患者，静脉 rt-PA 治疗可能是合理的。在这种情况下，建议请心脏病专家急会诊。对于可能导致严重残疾的严重缺血性脑卒中患者，如合并左心房或左心室血栓或者合并心脏黏液瘤或者合并乳头状纤维肉瘤，静脉 rt-PA 治疗可能是合理的。对于可能导致轻度残疾的中度缺血性脑卒中患者，如合并左心房或左心室血栓，rt-PA 静脉溶栓治疗的净获益尚不确定。

4. **伴有系统性恶性肿瘤**　肿瘤是脑卒中患者预后不良的独立危险因素，主要与其预期生存时间有关。目前对恶性肿瘤患者静脉 rt-PA 治疗的安全性和有效性尚未证实。如果不存在其他禁忌证如凝血功能异常、近期手术或系统性出血，且具有合理预期寿命（>6 个月）的全身性系统性恶性肿瘤的患者可能从静脉溶栓治疗中获益。

5. **伴有颅内肿瘤**　颅内肿瘤被分为轴外和轴内两大类。对于合并此类疾病的缺血性脑卒中的静脉溶栓研究目前仅限于个案报道，从个案转归可以看出轴外颅内肿瘤的静脉溶栓是安全的。因此，推荐合并轴外颅内肿瘤的缺血性脑卒中患者静脉 rt-PA 治疗。但是，对于轴内颅内肿瘤，考虑其出血风险较大，当前指南并不推荐。

6. **妊娠**　关于妊娠期并发缺血性脑卒中的静脉溶栓治疗仅有个案报道。推荐在妊娠期间合并缺血性脑卒中时，当预期的获益超过子宫出血增加的风险时，可考虑静脉 rt-PA 治疗。但是对于产后早期（<分娩后14 天）溶栓治疗的安全性和有效性尚未证实。

7. 糖尿病出血性视网膜病变曾被列为溶栓禁忌证，主要是担心溶栓后视网膜出血风险可能会增加，但是起初并没有确切证据支持。GUSTO-1 试验亚组分析对接受溶栓治疗的合并糖尿病的心肌梗死患者的眼内出血和未合并糖尿病的心肌梗死患者的眼内出血进行了对比，结果显示糖尿病与溶栓后眼内出血并无相关性。因此，指南推荐伴有糖尿病出血性视网膜病变或有其他出血性眼部疾病史的缺血性脑卒中患者，静脉 rt-PA 治疗是合理的，但应对视力丧失的潜在风险增加与减轻脑卒中相关神经功能缺损方面的预期获益充分权衡。

（六）伴有其他表现

1. **癫痫发作**　如果证据表明遗留的神经功能缺损是继发于脑卒中而非癫痫发作后现象，那么对于伴有癫痫发作的缺血性脑卒中患者进行 rt-PA 治疗是合理的。

2. **血糖**　对于初始血糖水平 <50mg/dl 或 > 400mg/dl，且其他条件均符合的缺血性脑卒中患者，血糖水平经纠正后，静脉 rt-PA 治疗可能是合理的。

（七）近期穿刺 / 手术 / 外伤

最近 7 天内进行腰椎硬膜穿刺的缺血性脑卒中患

者，可以考虑静脉 rt-PA 治疗。

对于在 7 天内有过不可压迫部位动脉穿刺的缺血性脑卒中患者，静脉 rt-PA 治疗的安全性和有效性尚不确定。

近期（14 天内）有过非颅脑严重外伤的缺血性脑卒中患者，可考虑谨慎进行静脉 rt-PA 治疗，但必须权衡因外伤引起的出血风险与脑卒中严重程度及致残可能，经慎重考虑，可以静脉 rt-PA 治疗。

近期（14 天内）有过重大手术的缺血性脑卒中患者，可考虑在经过谨慎选择后进行静脉 rt-PA 治疗，但必须充分权衡手术部位出血风险增加与减轻脑卒中相关性神经功能缺损的潜在获益。

对于在月经期间发生缺血性脑卒中，但既往无月经量过多病史的女性患者很可能有必要进行静脉 rt-PA 溶栓治疗，但应告知溶栓可能会引起月经量增多。对于既往或最近有月经量过多病史但没有显著贫血或低血压的女性患者，因为静脉 rt-PA 治疗的潜在获益可能超过严重出血的风险，可考虑静脉 rt-PA 治疗。对于既往或最近有活动性阴道出血病史，并导致临床显著贫血的女性患者，应紧急请妇产科医师紧急会诊后，再做出治疗决策。

（八）既往有抗栓药物的应用

1. **既往抗血小板药物的应用** 国外数据显示 30% ~ 50% 的脑卒中患者常常伴有抗血小板药物的使用。抗血小板药物既可以增加 rt-PA 血管开通效果，同时也可能会增加颅内出血的风险。CLOTBUST 试验二次分析显示，脑卒中前有抗血小板药物应用的患者与无抗血小板药物应用的患者相比，溶栓后大脑中动脉闭塞再通率并无明显区别。在另一个大型多中心登记研究中，脑卒中前双抗应用患者与无抗血小板药物使用患者比较，rt-PA 溶栓后症状性颅内出血风险增加，但是良好结局类似。最新的 ENCHANTED 研究亚组分析显示，尽管应用抗血小板药物患者溶栓后的出血风险有所增加，但是脑卒中前应用抗血小板药物的患者较没有应用抗血小板药物患者，接受低剂量 rt-PA 治疗比标准剂量 rt-PA 治疗良好转归有增高趋势。

2. 既往抗凝药的应用　现有指南推荐将发病 3 小时内凝血功能异常（INR>1.7 或 PT>15 秒）的缺血性脑卒中列为静脉 rt-PA 禁忌。两个大型登记研究分析显示，服用华法林的患者发生症状性颅内出血风险增高，但校正脑卒中严重程度、老年、合并疾病等因素后发现，INR 达标的华法林治疗并不独立增加症状性颅内出血风险。与普通肝素相比，低分子肝素不延长APTT，作用时间更长，因此 24 小时内使用过低分子肝素患者不适合静脉溶栓治疗，可能增加溶栓后出血风险。

新型抗凝剂（达比加群、利伐沙班和阿哌沙班）已成为非瓣膜性心房颤动患者脑卒中预防的一线治疗，包括直接凝血酶抑制剂（达比加群酯，阿加曲班）和 Xa 因子抑制剂（阿哌沙班及利伐沙班）。两项阿加曲班和 rt-PA 联合治疗缺血性脑卒中研究显示溶栓后序贯抗凝治疗是安全且有效的。基于上述依据，难以确定正在使用直接凝血酶抑制剂患者是否适用静脉 rt-PA 治疗。达比加群拮抗剂依达祖麦布（idarizumab）可在 2～3 分钟阻断达比加群酯的作用，经谨慎选择的病例可考虑在拮抗达比加群酯作用后予以静脉 rt-PA 治疗。口服 Xa 因子抑制剂（阿哌沙班及利伐沙班）患者也可延长 PT 和 APTT。目前尚没有关于与静脉 rt-PA 联用的相关研究，安全性尚不能确定。

三、其他静脉溶栓药物

1. **尿激酶溶栓** 为我国"九五"期间开发的药物，结果显示发病 6 小时内的急性缺血性脑卒中患者接受尿激酶（剂量 100 万 IU 和 150 万 IU）溶栓相对安全、有效。由于临床证据不多，有待进一步研究。

2. **替奈普酶**（TNK-tPA，Tenecteplase，Metalyse） 是 t-PA 的多点变异体，作为新一代溶栓药物，与阿替普酶相比，其半衰期更长，对纤维蛋白特异性更高。替奈普酶的给药方式是单次静脉推注。EXTEND TNK 研究比较大动脉闭塞性脑卒中患者术前使用 0.25mg/kg 替奈普酶或者 0.9mg/kg rt-PA 的效果，主要终点是取栓术前 mTICI 达到 2b 级或 3 级或没有可回收的血栓，次要终点为 90 天时 mRS 评分，以及第 3 天时 NIHSS 评分达到 0～1 分或减少 ≥ 8 分，安全终点为死亡和症状性颅内出血。与阿替普酶 0.9mg/kg 相比，替奈普酶 0.25mg/kg 静脉溶栓可以带来初始血管造影时更多的再灌注，更大的获益，并且安全性与阿替普酶相当。2020 年发表的 EXTEND TNK Ⅱ期研究进一步摸索

TNK 的药物剂量，比较了 0.25mg/kg 和 0.4mg/kg 两种剂量 TNK 对大血管闭塞性脑卒中的效果，两组再通的比例均为 19.3%，这说明增加剂量并没有带来更多获益，前循环大动脉急性闭塞的桥接治疗溶栓首选 TNK 0.25mg/kg 团注。目前指南推荐，对于具有轻度神经功能缺损且不伴有颅内大血管闭塞的脑卒中患者，可以考虑应用替奈普酶代替阿替普酶。

【推荐意见】

1. 静脉溶栓是血管再通的首选方法，如果该患者符合静脉溶栓和血管内机械取栓指征，应该先接受阿替普酶或替奈普酶静脉溶栓治疗（Ⅰ级推荐，A 级证据）。

2. 对缺血性脑卒中发病 3 小时内（Ⅰ级推荐，A 级证据）和 3.0～4.5 小时（Ⅰ级推荐，B 级证据）的患者，应按照适应证、禁忌证和相对禁忌证严格筛选患者，尽快静脉给予 rt-PA 溶栓治疗。

3. 发病在 6 小时内，可根据适应证和禁忌证标准严格选择患者给予尿激酶静脉溶栓。

4. 小剂量阿替普酶静脉溶栓（0.6mg/kg）出血风险低于标准剂量，可以减少病死率，但并不降低残疾率，可结合患者病情严重程度、出血风险等因素个体化确定决策（Ⅱ级推荐，A 级证据）。

5. 对发病时间未明或超过静脉溶栓时间窗的急性缺血性脑卒中患者，可结合多模影像学评估是否进行静脉溶栓治疗（Ⅰ级推荐，B 级证据）。

6. 静脉溶栓治疗是实现血管再通的重要方法（Ⅰ

级推荐，A级证据），静脉溶栓应尽快进行，尽可能减少时间延误，在 DNT 60 分钟的时间内，尽可能缩短时间。

第五节　抗血小板和抗凝治疗

抗血小板和抗凝治疗可有效防治血栓形成或血管内栓塞、改善脑血液循环，是重要的缺血性脑卒中的抗栓治疗措施之一，在急性期内就应着手启动抗血小板和抗凝治疗。

一、抗血小板治疗

抗血小板治疗可减少血管内皮损伤处的血小板聚集，从而有效减少血栓形成，使血管保持通畅，是重要的 AIS 的防治手段，根据给药途径分为经口服给药的抗血小板药和经静脉给药的抗血小板药。

1. **经口服给药的抗血小板药物**　常用的口服抗血小板药包括阿司匹林、氯吡格雷、西洛他唑和双嘧达莫等，目前已有多中心的大型随机双盲对照试验证实早期抗血小板治疗能有效降低病死率、致残率和复发风险，CAST（Chinese Acute Stroke Trial）及 IST（International Stroke Trial）研究显示，急性缺血性脑卒中发病 48 小时内口服阿司匹林，可显著降低随访期末的病死率、致残率和复发风险，且仅轻度增加症状性颅内出血风险；CHANCE（colopidogrel in high-risk patients with acute non-disabling cerebrovascular events）

研究表明，对于发病 24 小时内轻型脑卒中或高危 TIA 患者，阿司匹林 + 氯吡格雷双联抗血小板治疗 21 天后单用氯吡格雷治疗 90 天可显著降低脑卒中发生率和联合次要终点事件（脑卒中、心肌梗死、血管性死亡）且不增加出血风险；此外，POINT（Platelet-Oriented Inhibition in New TIA and Minor Ischemic Stroke）研究显示，发病 12 小时内使用氯吡格雷和阿司匹林双联抗血小板治疗并维持 90 天可降低缺血性脑卒中的复发风险，但增加了颅内出血的风险；PICASSO（Prevention of Cardiovascularevents in Asian Patients with Ischaemic Stroke at High Risk of Cerebral Haemorrhage）研 究 表明，西洛他唑在预防心脑血管事件方面（出血性和缺血性脑卒中、心肌梗死、其他血管性事件）的疗效不劣于阿司匹林，但不优于阿司匹林，与阿司匹林相比，西洛他唑能显著减少高危脑出血风险的缺血性脑卒中患者的脑卒中（出血性和缺血性）再发率，但不能显著减少脑出血的发生率。

2. **经静脉给药的抗血小板药物**　替罗非班是最重要的经静脉给药的抗血小板药物，它是一种高效的可逆性非肽类血小板表面糖蛋白 GP IIb/ IIIa 受体拮抗剂，可阻断血小板聚集的过程的最终通路；在静脉注射后 5 分钟内可达到抑制血小板聚集的作用，达峰时间 < 30 分钟，1 小时内即可达到稳态血浆浓度，因半衰期较短（1.4 ~ 1.8 小时），需持续给药，约 50% 的患者停药 4 小时后血小板聚集功能即可恢复。因此，替罗非班具有使用后迅速起效的抗血小板聚集作用和停用后血小

板功能快速恢复的特点，在防治血栓的同时未显著增加出血事件的发生风险。近些年来，越来越多的研究证据支持替罗非班可作为缺血性脑卒中血管内治疗的辅助治疗，小剂量替罗非班可改善血管内血栓切除术治疗的 AIS 患者的功能预后，且不增加出血风险，在机械取栓术前使用替罗非班能有效缩短手术时间和提高闭塞血管的再通率。《急性缺血性脑卒中血管内治疗中国指南 2018》、2019 年《中国脑血管病临床管理指南（节选版）——缺血性脑血管病临床管理》也推荐桥接治疗或血管内治疗围手术期使用替罗非班安全性较好。此外，对于发病时间处于溶栓时间窗内的急性缺血性脑卒中患者，初步研究结果显示替罗非班联合静脉溶栓药物治疗可减小患者颅内病灶的体积，较单用静脉溶栓药物可更好地改善患者的神经功能缺损症状，且联合用药患者较单用静脉溶栓药物患者的长期神经功能结局也更好。

二、抗凝治疗

抗凝治疗通过影响某些凝血因子而阻止凝血过程，从而有效防治血管内栓塞，对于特殊亚型的缺血性脑卒中可能获益，但对于大多数的缺血性脑卒中患者，早期抗凝治疗会增加出血风险。Cochrane 系统评价纳入 24 个所用药物包括普通肝素、低分子肝素、类肝素、口服抗凝剂和凝血酶抑制剂等的随机对照试验进行荟萃分析，抗凝药虽然能降低缺血性脑卒中的复发率及肺栓塞和深静脉血栓形成的发生率，但被症状性颅内出血的发生率增加所抵消，且抗凝治疗不能降低随访期末的病死率和致残率；一项随机对照研究比较低分子肝素和阿司匹林预防缺血性脑卒中早期神经功能恶化的效果，结果发现虽然在第 10 天时低分子肝素组的神经功能恢复较阿司匹林组好，但随访 6 个月后两组间的神经功能恢复情况（mRS 评分）未见明显差异；但也有研究显示联合使用阿加曲班和阿替普酶治疗 AIS 的预后较单纯静脉溶栓组好，且不增加症状性颅内出血的风险。因此，目前不推荐无选择性地在缺血性脑卒中的早期进行抗凝治疗来预防脑卒中复发，阻止神经功能恶化或改善预后；对于少数患者，应综合评估病灶大小、血压控制情况、肝肾功能及出血风险，在与患者及其家属充分沟通后谨慎选用。目前常用的抗凝药物包括肝素、阿加曲班、华法林和其他新型口服抗凝药如利伐沙班和达比加群酯。

【推荐意见】

1. 阿司匹林（50～325mg/d）或氯吡格雷（75mg/d）单药治疗均可以作为首选抗血小板药物治疗方法（Ⅰ级推荐，A 级证据）。

2. 建议 AIS 患者在发病后 24～48 小时服用阿司匹林，对于静脉 rt-PA 治疗的患者，通常推迟到 24 小时后服用阿司匹林（Ⅰ级推荐，A 级证据）。

3. 在不具备阿司匹林或氯吡格雷治疗条件时，西洛他唑可用于 AIS 患者，可作为阿司匹林的替代药物（Ⅱa 级推荐，A 级证据）。

4. 对于未接受静脉溶栓治疗的轻型脑卒中

（NIHSS 评分 < 3 分）或高危 TIA 患者（ABCD2 评分 ≥ 4 分），在发病 24 小时内启动双联抗血小板治疗 [阿司匹林 100mg/d，联合氯吡格雷 75mg/d（首日负荷剂量为 300mg）]，并持续 21 天后可改成单药氯吡格雷 75mg/d，能显著降低 90 天的脑卒中复发率（Ⅰ级推荐，A 级证据）。

5. 替罗非班单药治疗急性缺血性脑卒中患者（不与溶栓药或其他抗血小板药联用），对于小动脉闭塞型的进展性脑卒中患者，使用替罗非班 0.4μg/（kg·min）静脉输注 30 分钟，然后连续静脉输注 0.1μg/（kg·min）维持至少 24 小时是合理的（Ⅱb 级推荐，B 级证据）。

6. 对大多数 AIS 患者，不推荐无选择地早期进行抗凝治疗（Ⅰ级推荐，A 级证据）。

7. 对少数特殊 AIS 患者（如放置心脏机械瓣膜）是否进行抗凝治疗，需综合评估病灶大小、血压控制情况、肝肾功能等，如出血风险较小且致残性脑栓塞风险高，可在充分沟通后谨慎选择使用（Ⅲ级推荐，C 级证据）。

8. 特殊情况下溶栓后还需抗凝治疗的患者，应在 24 小时后使用抗凝药（Ⅰ级推荐，B 级证据）。

9. 口服 Xa 因子抑制剂在急性缺血性脑卒中治疗中的安全性和有效性尚不明确（Ⅱb 级推荐，C 级证据）。

第六节　其他药物治疗

AIS 由于治疗时间窗狭窄、禁忌证和适应证严格，仅有少部分患者接受溶栓治疗和血管内介入治疗，使其治疗有效率受限，寻找其他有效治疗药物仍是目前的重点研发方向。

1. **神经保护剂**　神经保护剂包括自由基清除剂、阿片受体阻滞剂、兴奋性氨基酸受体阻滞剂和镁离子等，可通过降低脑代谢、干预缺血引发细胞毒性机制减轻缺血性脑损伤，是抗栓治疗的重要辅助治疗手段。依达拉奉是一种抗氧剂和自由基清除剂，国内外多个随机双盲安慰剂对照试验均提示该药能改善 AIS 的功能结局，还可改善接受阿替普酶静脉溶栓治疗患者的早期神经功能；胞二磷胆碱是磷脂酰胆碱生成的关键中间体之一，也是细胞膜磷脂生物合成所必需的物质，在脑缺血过程中降解为自由基和脂肪酸，可通过恢复线粒体三磷酸腺苷酶的活性，从而激活并改善脑代谢，有助于脑损伤后的脑功能恢复，一项荟萃分析对胞二磷胆碱在缺血性脑卒中急性期的疗效进行了评价，发现在阿替普酶溶栓治疗时联用胞二磷胆碱可获益，但在非溶栓治疗时使用胞二磷胆碱获益有限，故其疗效还有待进一步证实；新型神经肽（nerinetide，NA-1）是一种新型的神经保护剂，可通过干扰突触后密度蛋白 95（PSD-95），终止细胞内 NO 自由基的产生来实现神经保护作用，在临床前缺血性脑卒中模型中可减少动物实验性（猕猴）脑缺血 - 再灌注的梗死面积，并改善其功能预后，ESCAPE-NA1 研究发现，对进行血管内血栓切除术的患者使用 NA-1 可显著减少梗死面积和改善预后且不增加不良事件的发生率，但在阿替普酶静脉溶栓后的患者中未发现 NA-1 能显著改善患者预后，可能与阿替普酶降解 NA-1 使其无法发挥生物活性有关；吡拉西坦是一种 γ- 氨基丁酸的环形衍生物，对脑缺氧损伤具有保护作用，但目前临床研究结果不一致且多为单中心小样本研究，故尚无最后结论。

2. **改善微循环的药物** 目前临床中常用的改善微循环的药物包括丁基苯酞和人尿激肽原酶。丁基苯酞是国内开发的 I 类化学新药，主要作用机制为改善脑缺血区微循环、促进缺血区血管新生、增加缺血区脑血流，从而提高脑侧支循环的代偿能力，目前已有多中心的随机对照研究显示丁基苯酞能显著改善患者的神经功能缺损和生活能力评分；人尿激肽原酶也是国内开发的 I 类化学新药，具有改善脑动脉循环作用，评价 AIS 患者静脉使用人尿激肽原酶的多中心随机、双盲、安慰剂对照试验研究显示人尿激肽原酶治疗组功能结局较安慰剂组明显改善且安全。

3. **扩容 / 血液稀释疗法、血管扩张剂和血流动力学增强药物** 目前尚无充分的随机对照研究支持扩容治疗可改善预后，一项纳入 18 个随机对照试验的系统评价显示脑卒中后早期血液稀释疗法有降低肺栓塞和下肢静脉血栓形成的趋势，但对近期或远期病死率和功能结局无显著影响；血管扩张剂和血流动力学增强药物是否能改善缺血性脑卒中的临床预后需要大样本的随机对照研究证据。

4. **降纤治疗** 很多研究显示缺血性脑卒中急性期血浆蛋白原和血液黏滞度增高，降纤制剂可显著降低血浆纤维蛋白原，并有轻度溶栓和抑制血栓形成的作用，常用的降纤制剂包括降纤酶和巴曲酶。2005 年的一项多中心随机双盲对照试验研究显示降纤酶在治疗AIS 时，与对照组相比，3 个月功能结局优于对照组，颅内出血发生率无明显增加，但病死率轻度增高，且颅外出血发生率显著高于对照组；近年来一些单中心的临床试验研究也表明降纤酶治疗能显著改善 AIS 患者的神经功能和临床结局。巴曲酶在国内已应用多年，一项多中心、随机、双盲、安慰剂平行对照研究提示巴曲酶治疗急性脑梗死有效，不良反应轻，但应注意出血倾向；另一随机、双盲、安慰剂对照研究比较了 6 小时内使用巴曲酶或尿激酶的疗效，结果显示两组残疾率未见明显差异。

5. **长春西汀** 是生物碱长春胺的合成衍生物，是一种多靶点泛受体抑制剂，具有增强缺血区周围组织血流量、减轻梗死周围局部炎症反应、抗氧化、上调血管内皮细胞生长因子水平、建立侧支循环和保护线粒体等多种作用。《2019 中国脑血管病临床管理指南》指出长春西汀可通过抑制磷酸二酯酶（phosphodiesterases，PDEs），选择性地扩张脑血管，在不影响系统循环的情况下降低脑血管阻力，增加缺血病灶区脑血流灌注，提高脑组织对葡萄糖和氧的利用，从而减轻神经功能缺损，此外，长春西汀可通过抑制 NF-κB（nulear factor kappa-B，NF-κB）信号通路、炎性因子释放及小胶质细胞活化而起到神经保护作用。近年来多项多中心的随机对照研究和系统评价显示，在常规治疗的基础上联用长春西汀能显著改善AIS 患者的神经功能和临床预后。

6. 中药制剂 中成药在我国广泛用于治疗缺血性脑卒中已多年，目前临床上也有应用丹参、川芎嗪、醒脑静、三七和葛根素等中药制剂活血化瘀来改善脑梗死症状，但缺乏大规模的随机对照临床试验证实。

【推荐意见】

1. 神经保护剂的有效性与安全性尚需开展更多高质量临床试验研究进一步证实（Ⅰ级推荐，B级证据）。

2. 上述一些有随机对照试验的药物在临床实践中可根据具体情况个体化使用丁基苯酞、人尿激肽原酶（Ⅱ级推荐，B级证据）。

3. 对大多数缺血性脑卒中患者，不推荐扩容治疗（Ⅱ级推荐，B级证据）。

4. 对不适合溶栓并经过严格筛选的缺血性脑卒中患者，特别是高纤维蛋白原血症者可选用降纤治疗（Ⅱ级推荐，B级证据）。

5. 中成药治疗 AIS 的疗效尚需更多高质量随机对照试验进一步证实，建议根据具体情况结合患者意愿决定是否使用中成药治疗（Ⅲ级推荐，C级证据）。

第七节　早期康复管理

脑卒中后早期康复管理是经循证医学证实的降低致残率最有效的方法，是脑卒中组织化管理中不可或缺的关键的一个环节，可预防并发症，最大限度地减轻功能残疾，改善预后。规范的康复流程和康复治疗方案对降低急性脑血管病的致残率，提高患者的生存质量具有十分重要的意义。

1. **早期康复的组织管理**　早期康复管理需要一个完善的团队，神经内科医师或神经康复医师作为组长，并且需要语言治疗师、肢体康复治疗师、康复护士等成员的参加，协同进行脑卒中的早期抢救治疗和康复任务。卒中单元（stroke unit）已经成为脑卒中后规范化治疗的重要组成部分，即将早期规范的康复治疗和脑卒中急性期治疗有效地结合起来，积极防治并发症，为后续改善患者的受损的功能创造出有利的条件。卒中单元模式包括急性期卒中单元（acute stroke unit）、综合卒中单元、卒中康复单元（rehabilitation stroke unit）等，系统评价已证实卒中单元可明显地降低脑卒中患者致死率和残疾率。

2. **康复评定**　临床医师应与专业的康复人员进行合作，对患者进行脑卒中危险因素评价、意识和认知功能评价、并发症评价、吞咽功能评价、深静脉血栓（deep vein thrombosis，DVT）危险性评价和情绪评价等康复评定，明确患者病情及神经功能缺损情况，制订康复治疗方案及疗程，尽可能预防脑卒中后可能发生的并发症（如尿路感染、深静脉血栓形成、压疮等），改善已受损的功能（如运动、认知、语言、感觉等）。

3. **康复时机的选择和康复强度** 脑卒中早期康复一直是康复领域专家推崇的理念，但是关于康复治疗开始的最佳时机选择仍然存在争议。关于超早期康复的多中心系列研究统计结果表明，脑卒中后24小时开始进行运动康复是安全有效的。脑卒中发作24小时内不应进行早期、大量的运动，因为其会降低患者3个月良好结局的比例。康复训练强度要在患者的体力、耐力和心肺功能情况允许的条件下进行，开始阶段每天至少45分钟的康复训练，能够改善患者的功能，适当增加训练强度对患者的功能恢复是有益的。

4. **早期康复治疗** 对于卧床的脑卒中患者，主要进行体位和患肢的摆放，关节的被动活动，早期在床边进行坐位保持和坐位平衡训练。如果患者能够痊愈，或者出院后仅需康复指导则可以在家庭或社区进行康复训练，就可以直接出院回家。如果患者日常生活大部分需要他人帮助，或者出院后得不到康复指导或社区康复训练，建议患者转至康复中心或综合医院康复医学科进行康复。

5. **家庭远程康复** 许多患者在脑卒中后因为接触康复治疗师的机会有限，加上交通不便及对脑卒中的了解有限，导致他们往往不能接受足疗程的康复治疗。远程康复是通过通信技术提供康复服务，可以有效地解决这些问题。一项随机化临床试验通过家庭远程康复系统，提供针对手臂运动的、与传统临床环境中剂量及强度匹配的治疗，根据基线检查到治疗结束后4周Fugl-Meyer评分及脑卒中相关知识的变化，发现无论是通过家庭远程康复还是传统的临床康复，基于活动的训练都能显著提高手臂运动功能。这项研究的结果表明，远程康复有可能大大增加获得大规模康复治疗的机会。

6. **多巴胺能疗法** 多巴胺是纹状体功能和学习的重要调节因子，可能改善脑卒中后的运动恢复。先前的多巴胺激动剂在脑卒中后的小规模试验，为改善运动恢复提供了模棱两可的证据。DARS研究发现，急性脑卒中后多巴胺能疗法与运动疗法相结合时，没有证据显示步行能力有改善，且在手臂功能、残疾、日常生活能力及认知方面没有任何益处。

【推荐意见】

1. 脑卒中急性期患者入住综合医院神经内科或卒中单元后，应立即给予全面的身体状况评估，成立由多学科组成的脑卒中康复治疗小组（Ⅰ级推荐，A级证据）。

2. 对脑卒中急性期患者应尽可能首先收入卒中单元进行急性期溶栓等药物治疗稳定病情，再经过康复科或康复中心评估后根据具体情况进行个体化、全面的康复治疗（Ⅰ级推荐，A级证据）。

3. 脑卒中患者病情稳定（生命体征稳定，症状体征不再进展）后应尽早介入康复治疗（Ⅰ级推荐，A

级证据）。

4. 脑卒中轻到中度的患者，在发病 24 小时后可以进行床边康复、早期离床期的康复训练应以循序渐进的方式进行，必要时在监护条件下进行（Ⅰ级推荐，A级证据）。

5. 脑卒中卧床期应将患者摆放于良肢位，鼓励患侧卧位，适当健侧卧位，尽可能少采用仰卧位，应尽量避免半卧位，保持正确的坐姿（Ⅰ级推荐，A级证据）。

第八节 脑卒中出血转化

急性缺血性脑卒中出血转化（hemorrhage transformation，HT）是自然病程的一部分，也是溶栓、抗栓、血管内治疗的常见并发症，影响患者临床预后。出血转化在各个研究中的发生率不等，尸检发现自发性出血转化的发生率为 29%；未使用溶栓和抗栓药物的患者 CT 检出的出血发生率为 7%～10%，症状性出血发生率为 1%～2%；使用阿司匹林或肝素的出血发生率为 8%～22%，症状性出血转化的发生率为 2%～9%；溶栓后出血发生率为 10%～48%，其中症状性者为 2%～7%。出血转化在病理上分为毛细血管型（非血肿型）和小动脉型（血肿型），后者多为症状性。出血转化的病理机制比较复杂，目前认为可能与缺血损伤、再灌注损伤、凝血功能紊乱、血脑屏障破坏等有关。

一、出血转化的影像学分型

出血转化的影像学分型较多，主要有 NINDS 分型、ECASS 分型、Heidelberg 分型等。目前临床及研究中应用较为广泛的是 ECASS 分型。欧洲急性卒中协作研究（ECASS）的分类标准将 HT 分为四类：出血性脑梗死 -1 型：沿梗死边缘的小的点状出血；出血性脑梗死 -2 型：梗死区内片状出血，无占位效应；脑实质出血 -1 型：有血肿形成，占位效应轻，小于梗死面积的 30%；脑实质出血 -2 型：血肿超过梗死面积的 30%，有明显占位效应及远离梗死区的出血，是导致临床症状加重和临床结局不良的独立危险因素。ECASS 将症状性出血转化定义为 NIHSS 评分降低 ≥ 4 分的任何形式的梗死后颅内出血，这一定义被多数临床研究所采用。

二、出血转化的危险因素

1. **临床因素** 研究发现脑卒中严重程度和梗死面积大小与出血转化最为相关，其中 NIHSS 评分对出血转化有较好和稳定的预测作用。溶栓、抗栓药物的使用，血小板减少及凝血功能异常均可增加出血转化的发生率。一项系统评价分析结果显示，入院 NIHSS 评分 ≤ 4 分，其溶栓后致死性症状性出血转化风险为 0.9%；入院 NIHSS 评分 ≥ 22 分，其症状性出血转化风险可增至 6.8%。一项纳入 55 个研究的系统评价发现，年龄、脑卒中的严重程度、入院时血糖升高、高血压、充血性心力衰竭、肾功能障碍、缺血性心脏疾病、心房颤动、既往使用抗血小板药物等均与出血转化风险增加相关。CT 和 MRI 所显示的梗死面积与出血转化密切相关，除此之外，CT 的早期梗死征和致密动脉征可能也与出血转化发生有关，当然这些早期症状的出现往往提示大面积梗死。MRI 上所显示的脑白质疏松和多发微出血等也与出血可能有关。当然以上因素只是相关性，具体的阈值目前尚未确立。

现有证据表明以下因素可能增加溶栓后出血转化风险：脑卒中严重程度、基线血糖较高、糖尿病、高血压、心房颤动、抗血小板药物的使用、骨质疏松、影像学上急性梗死病灶已显现、脑微出血等。目前已经有多种出血风险的预测评分模型，各模型对出血风险的预测作用基本一致，较为有意义的为以下四种量表，ROC 曲线在 0.58~0.86 不等（表 3-4）。需要指出的是出血风险预测模型的价值在于加强预警、提升监测强度，高危出血患者并不意味着无法从静脉溶栓中获益。因此，不能仅仅根据出血预测模型而拒绝对患者进行溶栓治疗。

表 3-4　出血风险的预测评分模型

预测模型	评分组成	分值	ROC 曲线（AUC 值）
MSS	年龄,NIHSS 评分,血糖,血小板	0~4 分	0.59~0.86
HAT	NIHSS 评分,糖尿病或血糖,CT 早期密度灶	0~5 分	0.59~0.79

续表

预测模型	评分组成	分值	ROC 曲线（AUC 值）
SITS-CH	年龄,NIHSS 评分,血糖,体重,高血压,抗血小板治疗,收缩压,发病至治疗时间	0 ~ 12分	0.58 ~ 0.76
GRASPS GWTG	年龄,NIHSS 评分,血糖,收缩压,亚裔 vs. 非亚裔,性别	0 ~ 101分	0.61 ~ 0.83

2. **分子标志物**　研究发现基质金属蛋白酶 -9（MMP-9）、细胞纤维结合蛋白、纤维蛋白原、血清铁蛋白、C 反应蛋白、凝血酶活化的纤溶抑制剂和纤溶酶原激活物抑制剂等可能与梗死后出血转化的发生相关，其中 MMP-9 的研究证据最多。另外肝功能、肾小球滤过率等生物学指标可能与出血转化发生相关。

三、出血转化的预后

目前一致认为症状性出血转化会恶化临床结局，对 IST-3 研究数据进行分析发现，溶栓后发生 SICH（spontaneous intracerebral hemorrhage，SICH）的患者仅有 8% 能在 6 个月时生活自理。对于无症状性出血转化是否会加重临床结局存在争议，相关的研究不多。NINDS 试验和 ATLANTIS 试验中无症状性出血转化对 90 天临床结局无明显影响，但近期研究发现无症状性出血转化可能影响患者远期的认知功能。

四、出血转化的处理

无症状性出血转化的相关临床研究较少。目前只有一项研究报道了溶栓后无症状性出血转化的凝血因子治疗，但此研究仅涉及了血肿型出血转化（PH2）型出血。尽管无症状性出血转化处理的证据有限，对于溶栓 24 小时内发生的无症状的 PH 型，特别是有凝血障碍的患者可以考虑予以纠正凝血障碍的药物治疗。未来的研究需进一步探讨何种无症状性出血转化可能进展为症状性出血转化，发生的比例多大，发生时间间隔多长。

1. **内科药物治疗** 对溶栓后 24 小时内症状性出血转化的处理包括停用 rt-PA，急诊行头颅 CT 扫描，检测血常规、凝血常规，必要时可考虑辅助使用冷沉淀、纤维蛋白原、抗纤维蛋白溶解剂（氨基己酸）等逆转凝血功能紊乱。给予纠正凝血障碍药物的指征和时机目前不清，现有研究结果提示溶栓 24 小时内发生的或伴有低纤维蛋白原血症的症状性出血转化患者可能是给予逆转凝血功能紊乱药物的指征。常用药物见表 3-5，主要是以下两种：①冷沉淀（含Ⅷ因子）。10～30 分钟输注 10U（1 小时起效，12 小时达高峰）；纤维蛋白原水平 <200mg/dl（2g/L）时可再次给药。②抗纤维蛋白溶解剂。氨基己酸：第一个小时静脉注射 4g，随后 8 小时给予 1g/h；氨甲环酸：10mg/kg，3～4 次 /d（根据肾功能调整）。

表 3-5　静脉应用阿替普酶后 36 小时内发生症状性出血转化可考虑使用
的逆转 rt-PA 作用的药物

逆转出血转化	建议剂量	潜在获益	不良反应
冷沉淀	一旦诊断应立即送检纤维蛋白原水平,经验性输注 10U 冷沉淀,随后继续输注,直至纤维蛋白原水平 ≥ 1.5g/L(每 10U 冷沉淀物约升高纤维蛋白原 0.5g/L)	所有类型的症状性出血均可获益,应作为首选,仍需要更多研究支持	输血反应及输血性肺损伤
血小板	8 ~ 10U	除血小板减少者(血小板 < $100×10^9$/L)可能获益外,其余尚不明确	输血反应及输血性肺损伤,容量负荷过重
新鲜冰冻血浆	12ml/kg	获益尚不明确,仅华法林使用者考虑使用	输血反应及输血性肺损伤,容量负荷过重
凝血酶原复合物	25 ~ 50U/kg(根据 INR 值调整)	获益尚不明确,仅华法林使用者考虑作为辅助治疗方案	血栓形成并发症
维生素 K	静脉注射 10mg	获益尚不明确,仅华法林使用者考虑作为辅助治疗方案	过敏反应

续表

逆转出血转化	建议剂量	潜在获益	不良反应
重组 Ⅶa 因子	20 ~ 160μg/kg	获益尚不明确,无证据支持其使用时不应使用	血栓形成并发症
抗纤维蛋白溶解剂	氨基己酸:第 1 个小时静脉注射 4g,随后 8 小时给予 1g/h;氨甲环酸:10mg/kg,3 ~ 4 次 /d(根据肾功能调整)	所有类型的症状性出血均可能获益,特别是不适合输血或患者 / 家属拒绝输血,无法获取冷沉淀时;其安全性及有效性有限	血栓形成并发症

2. 外科手术治疗　外科手术的目的主要在于解除占位效应和恶性脑水肿等引起的机械压迫,具体术式和指征可参考脑出血诊治部分的内容。但溶栓药物常常会引起相关凝血障碍,围手术期风险较高,目前不作为常规手段。一项纳入 14 项研究、747 例恶性大脑中动脉梗死患者的荟萃分析显示,早期去骨瓣减压能显著降低患者死亡率(OR=0.14,P<0.0001),降低患者 12 个月时严重残疾率(mRS>3)(OR=0.38,P=0.004),亚组分析显示患者年龄小于 60 岁和发病后 48 小时内手术是获益的重要因素。

【推荐意见】

1. 出血转化定义为脑梗死后首次头颅 CT/MRI 未发现出血,再次头颅 CT/MRI 检查出现颅内出血,或根据首次头颅 CT/MRI 可以确定的出血性梗死（Ⅰ级推荐，A 级证据）。

2. 可采用 NIHSS 评分增加 ≥ 4 分来定义症状性出血转化（Ⅰ级推荐，A 级证据）。

3. 影像学分型可采用 ECASS 分型或 Heidelberg 分型方法（Ⅰ级推荐，A 级证据）。

4. 除溶栓、取栓及抗凝等引起出血的治疗因素外，脑卒中严重程度（NIHSS 评分）和影像显示的大面积脑梗死是当前较为公认的出血转化相关危险因素（Ⅰ级推荐，A 级证据）。

5. 出血转化的一般处理原则与自发性脑出血的治疗类似，如停用溶栓药物、控制血压、支持治疗等，症状性出血转化必要时可考虑辅助使用逆转凝血功能紊乱的药物，包括冷沉淀、纤维蛋白原、抗纤维蛋白溶解剂等（Ⅰ级推荐，C 级证据）。

第九节　并发症的处理

缺血性脑卒中的并发症包括脑水肿、静脉血栓栓塞、出血转化、癫痫、肺炎和排尿障碍等。对缺血性脑卒中的患者应加强护理、尽量预防这些并发症的发生。对于已经出现的并发症，应尽早予以相应的处理，以改善患者的预后。

一、脑水肿与颅内压增高

严重的脑水肿和颅内压增高是急性重症缺血性脑

卒中患者常见的并发症，是导致死亡的主要原因之一。应对患者的年龄、临床症状、梗死的部位、病变范围、颅内压增高程度及系统性疾病等在内的多种因素进行综合分析，并结合患者及家属的治疗意愿，确定相应的处理原则。治疗目标主要为：降低颅内压、维持足够脑灌注及预防脑疝的发生。应避免引起颅内压增高因素，如发热、癫痫、呼吸道不通畅等。对于颅内压升高、卧床的脑梗死患者，可采用抬高头位大于 30° 的方式。常用的降颅压药物有甘露醇、高渗盐水、呋塞米、甘油果糖等，应根据患者的具体情况选择药物种类、治疗剂量和给药次数，必要时也可选用白蛋白辅助治疗。严重脑梗死患者并发脑水肿的风险较高，应考虑将这类患者尽早转移到能提供神经外科治疗的医院。

二、痫性发作及癫痫

脑卒中后痫性发作是指脑卒中前无癫痫病史，在脑卒中后一定时间内出现的痫性发作并排除脑部和其他代谢性病变。脑卒中后痫性发作可分为早发性痫性发作（early seizure，ES）和迟发性痫性发作（late seizure，LS）。根据国际抗癫痫联盟指南定义（ILAE），目前用脑卒中后 7 天来区分 ES 和 LS。脑卒中后癫痫（poststroke epilepsy，PSE）是指脑卒中至少 1 周后发生 2 次及以上非诱发的痫性发作（间隔 24 小时）。目前，脑卒中后痫性发作病理生理尚不明确。研究认为，脑卒中后早发性痫性发作主要是神经元缺血、缺氧及代谢紊乱，而迟发性痫性发作主要是胶质细胞形成瘢痕。脑卒中后癫痫的治疗方式与其他急性神经系统疾病癫痫发作的治疗方式相似，应根据患者的特点选择相应的抗癫痫药物进行治疗。一般不预防性使用抗癫痫药物。

三、感染

缺血性脑卒中患者（尤其在存在意识障碍时）容易发生呼吸道、泌尿道等的感染，感染可以导致病情进一步加重。误吸是脑卒中患者发生肺炎的主要原因，而意识障碍、吞咽困难则是导致误吸主要的危险因素。对脑卒中患者可采用仰卧位，平卧时头应偏向一侧，经常的变换体位及定时的翻身拍背是预防肺炎的重要措施。尿失禁及尿潴留在中重度脑卒中患者中很常见，而尿路感染主要发生于因尿失禁或尿潴留留置导尿管的脑卒中患者。对有肺炎及泌尿系感染的发热患者，应予以抗生素治疗，但一般不推荐预防性使用抗生素。

四、深静脉血栓形成与肺栓塞

深静脉血栓形成（deep vein thrombosis，DVT）易发生于瘫痪重、高龄及心房颤动的患者中，其中症状性 DVT 发生率为 2%。DVT 最重要的并发症为肺栓塞（pulmonary embolism，PE）。为了减少 DVT 和 PE 的发生，应鼓励患者尽早活动、抬高下肢，同时避免在下肢（尤其是瘫痪侧）进行静脉输液。对已经发生 DVT 及 PE 高风险且无禁忌证的脑卒中患者可给予低分子肝素或者普通肝素，有抗凝禁忌的可以考虑使用阿司匹林治疗。对于脑卒中患者，临床评分结合血清学及影像学指标对 DVT 具有很高的诊断价值，临床上使用的评分包括 Wells 评分、Constans 评分、Kahn 评分等，其中改良的 Wells 评分在临床中应用较多，当其总分 < 2 分时，认为不太可能发生 DVT；总分 ≥ 2 分，则很有可能发生 DVT。具体的评分标准见表 3-6。

表 3-6 改良的 Wells 评分

	临床特征	分值 / 分
1	癌症活动期（近 6 个月内接受治疗或当前姑息治疗）	1
2	偏瘫、轻瘫或者最近下肢石膏固定	1
3	近期卧床 ≥ 3 天或近 12 周内行大手术（全身麻醉或局部麻醉）	1
4	沿深静脉走行有局限性压痛	1
5	整个下肢肿胀	1
6	肿胀小腿周径至少大于无症状侧 3cm（胫骨粗隆下 10cm 测量）	1
7	凹陷性水肿（仅症状腿）	1
8	浅静脉侧支（非静脉曲张）	1
9	既往 DVT 史	1
10	至少可能与 DVT 相关的其他病因诊断*	-2
总分		

注：*其他病因诊断包括：肌肉损伤、浅静脉炎、血栓后综合征、关节炎、慢性静脉功能不全、蜂窝织炎、腘窝囊肿、骨盆肿瘤、术后肿胀、多种混杂因素。

五、脑卒中后情感障碍

应对患者进行常规的脑卒中后焦虑与抑郁筛查，必要时可请心理专科医师协助诊治。目前的主要筛查工具为检测脑卒中后抑郁的一些高灵敏度的量表，然而，确定脑卒中后抑郁的最佳筛查手段、诊断时机及治疗方法仍需要进行进一步的研究。对于诊断为脑卒中后抑郁的患者，在没有禁忌证的情况下均应接受抗抑郁药治疗，同时对治疗效果进行密切监测。

六、压疮

尽量减少或避免对皮肤的摩擦、减小皮肤的压力、提供适当的支撑面、避免过度潮湿。对有瘫痪者应定时翻身、保持良好的皮肤卫生、使用专门的床垫、轮椅座垫等直到患者恢复活动能力。

【推荐意见】

1. 甘露醇（Ⅰ级推荐，C级证据）和高张盐水可明显减轻脑水肿、降低颅内压，减少脑疝的发生风险，可根据患者的具体情况选择药物种类、治疗剂量及给药次数。必要时也可选用甘油果糖或呋塞米（Ⅱ级推荐，B级证据）。

2. 不推荐预防性应用抗癫痫药物（Ⅰ级推荐，B级证据）。

3. 脑卒中后2~3个月再发的癫痫，建议按癫痫常规治疗进行长期药物治疗（Ⅰ级推荐，D级证据）。

4. 伴有肺炎的发热患者应根据病因给予抗感染治

疗，但不推荐预防性使用（Ⅱ级推荐，B级证据）。

5. 有尿路感染者根据病情决定抗感染治疗，但不推荐预防性使用（Ⅰ级推荐，D级证据）。

6. 对于已发生DVT及肺栓塞高风险且无禁忌者，可给予低分子肝素或普通肝素，有抗凝禁忌者给予阿司匹林治疗（Ⅰ级推荐，A级证据）。

第十节 营养支持

缺血性脑卒中后常伴发营养问题，研究显示9.3%～19.2%的脑卒中患者入院时存在营养不良，住院1周后增至10.1%。营养不足可使原发病加重，增加肺部感染、消化道出血、压疮等并发症的发生率，进而增加病死率，影响疾病预后，增加患者住院周期和经济负担。对于缺血性脑卒中患者早期就应给予营养风险评估和营养支持，以降低营养不足的发生，促进机体的康复。近几十年，神经科医护人员对临床营养支持的问题越来越重视，营养支持逐渐成为缺血性脑卒中的重要组成部分。

一、营养不足的原因

缺血性脑卒中患者营养风险发生率增加，根据神经功能损害的范围及病情严重程度，可出现不同程度的营养不良。因为缺血性脑卒中后机体发生应激反应及引起的感染性并发症，导致高代谢、高消耗、食欲减退。缺血性脑卒中患者普遍年龄较大，发病前机体本身已经存在营养不良。同时患者可出现意识障碍、认知障碍及颅内压增高，导致精神萎靡和食欲减退，甚至出现恶心、呕吐。病变累及皮质和脑干功能，出现吞咽障碍，使摄食量不足，导致营养成分摄入下降。出现胃肠功能紊乱，影响营养成分的吸收，出现营养不足。脑卒中后的抑郁等精神因素也可减少营养成分的摄入。

二、营养风险的评估

1. 营养风险指现有或潜在与营养有关因素对患者发生不良临床结局的风险。对于急性脑卒中患者早期进行营养风险评估，可指导临床对患者进行营养不良评定及制订营养支持方案，改善疾病预后。

2. 国内目前常用的营养风险筛查为欧洲肠外肠内营养学会（ESPEN）和中华医学会肠外肠内营养分会（CSPEN）推荐的营养风险筛查 2002（NRS2002）（表3-7）。量表包括 A- 营养状态受损评分，B- 疾病严重程度评分和 C- 年龄评分三部分。若筛查评分（A+B+C）≥ 3 分，则认为患者存在营养风险。主观全面评定法（SGA）、简易营养评价法（MNA）、营养不良通用筛查工具（MUST）等筛查量表也用于营养风险评估。

表 3-7　营养风险筛查 2002

评分	内容
A 营养状态受损评分(取最高分)	
1 分(任一项)	近 3 个月体质量下降 >5%
	近 1 周内进食量减少 >25%
2 分(任一项)	近 2 个月体质量下降 >5%
	近 1 周内进食量减少 >50%
	近 1 个月体质量下降 >5%
3 分(任一项)	近 1 周内进食量减少 >75%
	体重指数 <18.5 kg/m^2 及一般情况差
B 疾病严重程度评分(取最高分)	
1 分(任一项)	一般恶性肿瘤、髋部骨折、长期血液透析、糖尿病、慢性疾病(如肝硬化、慢性阻塞性肺疾病)
2 分(任一项)	血液恶性肿瘤、重症肺炎、腹部大型手术、脑卒中
3 分(任一项)	重症颅脑损伤、骨髓移植、重症监护、急性生理与慢性健康评分(APACHE Ⅱ)>10 分
C 年龄评分	
1 分	年龄 ≥ 70 岁

　　3. 对急性脑卒中患者而言，临床治疗中常联合应用人体测量学参数综合评估营养状况，包括体重指数、肱三头肌皮褶厚度、中臂肌肉周径及实验室指标

（血浆蛋白、血清白蛋白、血清前白蛋白、血清转铁蛋白 A 等）。结合指标及临床进行分析，以尽早发现急性脑卒中患者的营养问题，选择有效的营养支持方式及制订合理的营养支持方案，改善患者营养状况，促进疾病预后。

三、营养支持的方法

脑卒中患者急性期营养支持的目的主要为补充蛋白质和能量，维持细胞正常代谢，修复机体正常组织结构，需要根据患者个体营养状况对营养方案进行调整，避免营养不良及营养过剩。根据患者的情况，营养支持方法主要分为肠内营养和肠外营养。

1. **肠内营养** 肠内营养支持包括经口喂养和管饲喂养（鼻胃管、鼻肠管和经皮内镜下胃造瘘），是急性脑卒中后吞咽障碍患者满足其营养需求的有效方法。肠内营养可刺激肠道蠕动，刺激肠内激素的分泌，保护胃肠黏膜细胞结构及功能的完整性，减少肠内致病菌的定植，减少危重患者感染的发生及具有价格低廉等优点，对于可耐受肠内营养的患者，均首选肠内营养。推荐急性脑卒中患者进食前采用饮水吞咽实验（表 3-8）评估吞咽功能，以确定经口喂养或管饲喂养。

表 3-8 饮水吞咽实验

分级	评定方法
1 级	能顺利 1 次咽下

分级	评定方法
2 级	分 2 次以上咽下，无呛咳
3 级	1 次咽下，有呛咳
4 级	2 次以上咽下，有呛咳
5 级	频繁呛咳，不能咽下

注：在患者意识清楚下，取坐位或半卧位，喝 30ml 温开水。评定标准：正常：1 级（5 秒以内咽下）；可疑：1 级（5 秒以上咽下）或 2 级；异常：3 ~ 5 级。

　　急性脑卒中患者，尤其是合并吞咽障碍者，应 7 天内尽早（24 ~ 48 小时）开始肠内喂养。肠内喂养预期 < 2 周，可首选鼻胃管；高误吸风险患者，可首选鼻肠管；对于预期 > 2 ~ 3 周不能安全吞咽饮食的患者可选择经皮内镜下胃造瘘导管喂养。

　　肠内喂养可出现呕吐、误吸、腹胀、腹泻、便秘、上消化道出血胃肠动力不足等不良反应。因此，管饲喂养速度一般从慢到快，管饲量从少到多，3 天内达到全量。可通过抬高床头（≥ 30°），减少误吸的发生，调整营养配方等方式减少不良反应。肠内喂养期间，尤其是重症患者，应密切关注血糖、血脂、血清白蛋白、电解质、肾功能、胃残余液量变化、液体出入量、置入管深度等。

　　肠内营养配方应进行个体化营养素配比。胃肠功能正常患者首选膳食纤维的整蛋白标准配方。合并糖尿病或血糖升高患者采用糖尿病适用配方（低糖、高脂肪、高单不饱和脂肪酸、高果糖、高膳食纤维）。合并低蛋白血症患者采用高蛋白营养配方。合并血脂增高患者采用高单不饱和脂肪酸配方。合并消化/吸收功能障碍患者采用短肽型或氨基酸型配方。合并腹泻患者采用可溶性膳食纤维配方。

2. 肠外营养 肠外营养指通过静脉供给，满足机体营养需要。急性脑卒中后，对于胃肠道功能障碍或衰竭，以及不能耐受肠内营养的患者，可选择部分或全胃肠外营养。肠外营养可有效地控制液体入量及营养素的摄入，但同时增加了感染概率和患者经济负担。

【推荐意见】

1. 早期对所有缺血性脑卒中患者进行营养风险评估和营养支持（Ⅰ级推荐，专家共识）。

2. 对伴有神经性球麻痹症状患者需予以饮水吞咽实验进行吞咽功能评估（Ⅰ级推荐，专家共识）。对急性期伴吞咽障碍患者，应7天内尽早（24～48小时）开始肠内喂养（Ⅲ级推荐，B级证据）。

3. 可耐受肠内营养的患者，首选肠内营养，包括经口喂养或管饲喂养（鼻胃管、鼻肠管和经皮内镜下胃造瘘）（Ⅰ级推荐，A级证据）。不能耐受肠内营养患者，可选择肠外营养（Ⅰ级推荐，专家共识）。肠内喂养预期 < 2周的患者，首选鼻胃管喂养（Ⅲ级推荐，B级证据）；高误吸风险患者，首选鼻肠管（Ⅰ级推荐，A级证据）；对预期 > 2～3周不能安全吞咽饮食的患者可选择经皮内镜下胃造瘘导管喂养（Ⅱ级推荐，A级证据）。

第十一节　中医中药

脑卒中在中医学中称为中风，是本虚标实之证，病位在脑，由肝肾阴阳失调、气血逆乱、脑脉痹阻或血溢脑脉之外所致。急性期主要以淤痰热邪、闭阻脑络、风动窍闭为特点，以半身不遂、口舌歪斜、言语不利，甚至突然晕倒等为主症。因其发病突然，症状多样，变化迅速，与自然界之风性善行数变特征相似而得名。本病多见于中老年人，与心、肝、肾三脏关系密切，具有高发病率、高死亡率、高致残率。将有外邪侵袭发病称为外风，即真中风或真风；无外邪侵袭发病称为内风，即类中风或类风。

一、病机

在一定条件下，中风在风（肝风、外风）、火（心火、肝火）、虚（阴虚、气虚）、痰（湿痰、风痰）、气（气虚、气逆）等因素相互影响下突然起病，致阴阳失调，气血逆乱，其中肝肾阴虚是病机的根本。

1. **积损正衰，风邪入中**　年老体虚或久病致气血不足，气虚则晕血无力，血流不畅，风邪乘虚入中，致气血闭阻，突发本病。

2. **劳倦过度，阴阳失调**　劳倦内伤，烦劳过度，伤耗精血，阴虚而火旺，或阳气偏盛，引动风阳，内风旋动，则气火俱浮，或兼挟痰浊、瘀血上壅清窍脉络。

3. **饮食不节，痰湿阻络** 饮食不节，脾失健运，过食肥甘醇酒，使脾胃受伤，痰浊内生，郁久化热，上蒙清窍；或素阳素旺，气机郁结，克伐脾土，痰浊内生；或肝火内盛，烁津成痰，携风阳之邪，窜扰经脉，发为本病。

4. **情志过极，气血逆乱** 情志过极，气机郁滞，瘀结脑脉；暴怒伤肝，或肝阳暴张，或心火暴盛，风火相煽，血随气逆，并走于上犯脑。尤以暴怒引发本病者最为多见。

二、诊断

中医学诊断首先进行辨病诊断。其标准与西医学相同：①急性起病；②局灶性或全面神经功能缺损；③症状和体征持续时间不限（当影像学显示有责任病灶时），或持续24小时以上（当缺乏责任病灶时）；④排除非血管性病因；⑤头颅CT/MRI排除脑出血。

然后进行辨证诊断。根据病情的严重程度、病位的深浅进行病类的诊断，可分为中经络和中脏腑。中风急性期以风、火、痰、淤为主，后期多转化为气虚、阴虚或兼有痰淤。中经络指中风无昏蒙者，多见于急性期病情轻型者，辨证可为风痰阻络证、风火上扰证、气虚血瘀证、阴虚风动证、肝肾亏虚证；中脏腑为中风有神志昏蒙者，多见于重症者，辨证可为痰湿蒙神证、痰热内闭证、元气败脱证。恢复期多见于气虚血瘀证、阴虚风动证等。恢复后期及后遗症期多见于肝肾亏虚证等。

三、鉴别诊断

1. 痫病　以发作性神昏、肢体抽搐为主要表现，神昏时四肢抽搐、口吐白沫、目睛上视、醒后一如常人。中风神昏者常伴有半身不遂，神志转清后多留有半身不遂、口舌歪斜等症。

2. 厥病　以突然神昏、面色苍白、四肢厥冷为特征，昏厥时间短，醒后多无半身不遂等症，与中风之神昏而半身不遂不同。可见于任何年龄的人群。

3. 口避　以口眼歪斜为特征，可为病侧额纹消失、闭目不能、鼻唇沟变浅、口角下垂，发病前可伴有同侧耳后疼痛，但无肢体麻木及半身不遂等症。

四、治疗

中药在我国用于缺血性脑卒中已多年，目前临床急性期患者多以西药治疗为主，中药协同治疗。中药制剂成分多，可多靶点发挥作用。因此中西药联合应用可增强疗效，在近年得到更多的重视。中医方药根据不同辨证特点进行组方选药，其给药方式多样，如制成汤剂，吸收及作用速度快，药方调整灵活；中药注射剂可静脉给药，不受口服限制。

（一）辨证论治

中风证候演变快，应根据病程进展的不同，结合辨证特征及证候要素，进行遣方用药治疗。

1. 中经络

（1）风痰阻络证：以息风化痰、活血通络为主。

可采用化痰通络汤加减，茯苓、半夏、生白术、天麻、胆南星、天竺黄、紫丹参、三七粉等。

（2）风火上扰证：以平肝息风、清热泻火为主。可采用天麻钩藤饮加减，天麻、钩藤、石决明、川牛膝、黄芩、栀子、夏枯草、胆南星等。

（3）气虚血瘀证：以益气活血为主。可用补阳还五汤加减，心悸、胸闷、脉结代者可合用生脉散。

（4）阴虚风动证：以滋阴潜阳、息风通络为主。可用镇肝息风汤加减，白芍、天冬、玄参、枸杞子、龙骨、牡蛎、天麻、丹参等。

（5）肝肾亏虚证：以滋养肝肾为主。可用左归丸合用地黄饮子加减，首乌、枸杞子、山茱萸、当归等。

2. 中脏腑

（1）痰湿蒙神证：以涤痰开窍为主。可用涤痰汤加减，法半夏、陈皮、枳实、胆南星、茯苓、甘草等；可合用苏和香丸鼻饲。

（2）痰热内闭证：以清热化痰、醒神开窍为主。可用清心宣窍汤加减，黄连、栀子、丹参、天麻、石菖蒲等；可合用安宫牛黄丸鼻饲。

（3）元气败脱证：以益气回阳固脱为主。可用参附汤加减，人参单煎、附子先煎等鼻饲。

（二）中西药联合治疗

中风病患者存在血瘀症，应以活血通络为主。临床常用的活血化瘀方药包括丹参类、红花类、银杏叶类、三七类、水蛭类制剂。

1. 丹参类制剂　如丹红注射液，具有改善微循环，抗氧化应激，抗血小板等多种药理作用。

2. **红花类制剂** 如红花黄色素注射液，可抑制血小板聚集，扩张脑血管，改善供血。

3. **银杏制剂** 如银杏二萜内酯葡胺注射液，可清除机体内过多的自由基，抗血小板凝集、改善脑循环等作用。

4. **三七类制剂** 从三七中提取的活性成分为三七总皂苷，具有改善脑血流量，抗血小板聚集，改善微循环，保护脑细胞的作用。

5. **水蛭类制剂** 如疏血通注射液，具有活血化瘀，抗血小板聚集，抗炎等作用。

另外，化痰通络方药（如化痰通络汤），镇肝息风方药（如镇肝息风汤），益气活血方药（如补阳还五汤、通心络胶囊、脑心通胶囊），滋补肝肾方药（如地黄饮子），清热解毒开窍方药（如清开灵注射液、醒脑静注射液）等可根据不同辨证结果个体化选择使用。

（三）针灸

针灸治疗对中风有其独特的效果。在患者生命体征稳定后可根据不同情况采用针灸治疗，其疗效独特，操作方便，可改善脑卒中后吞咽障碍、失语等症状。

1. **中经络** 主要在于调和气血，疏通经络，以督脉、手厥阴、少阴经穴为主。初病宜用泻法，久病宜用补法。

2. **中脏腑** 主要在于醒脑开窍，平肝息风，回阳固脱，以督脉、手厥阴经穴为主。根据病情采用泻法及十二井穴点刺出血。

（四）其他

推拿可缓解疼痛、增加关节活动等。中药熏洗可缓解中风恢复期患侧出现的手指增粗、手掌皮肤粗糙等，可采用经验方"复元通络液"局部熏洗。

五、安全性评价

目前对于中医治疗缺血性脑卒中尚无大样本的临床研究支持，且中西药联合用药配伍禁忌和给药方式复杂，需要根据药物所含具体化学成分、药理作用等选择最佳组合，以减少不良反应。对于脑梗死患者要定期复诊，必要时进行相应的实验室检查，根据病情及时调整药物，防止或减少不良反应的发生。

【推荐意见】

1. 根据脑梗死的诊断标准确定诊断并进行分期分型，同时按中医诊断标准将病类诊断为中经络、中脏腑，后进行辨证（Ⅱ级推荐，B级证据）。

2. 临床上在西医治疗的基础上，根据不同的辨证诊断，选择化痰通络方药，镇肝息风方药，益气活血方药，滋补肝肾方药，清热解毒开窍方药等进行个体化治疗（Ⅰ级推荐，B级证据）。但对中药注射剂和口服中成药的超说明书应用研究证据的选择需根据辨证诊断、结合药物说明书并征求患者医院意见决定是否应用。

3. 病情稳定后可根据实际情况联合针灸治疗，以明显缓解脑卒中后运动功能障碍（Ⅰ级推荐，A级证据），改善脑卒中后吞咽功能障碍、失语等运动及非运动系统损害（Ⅰ级推荐，B级证据）。

参 考 文 献

[1] HAO Z L, LIU M, LI W, et al. Basic characteristics and functional outcomes of consecutive 3123 patients in Chengdu stroke registry[J]. Chin J Neurol, 2011, 44(12) : 826-831.

[2] WANG Z, LI J, WANG C, et al. Gender differences in 1-year clinical characteristics and outcomes after stroke: results from the China National Stroke Registry[J]. PLoS One, 2013, 8(2) : e56459.

[3] 中华医学会神经病学分会, 中华医学会神经病学分会脑血管病学组. 中国急性缺血性脑卒中诊治指南 [J]. 2018 中华神经科杂志, 2018, 51(9): 666-682.

[4] EASTON J D, SAVER J L, ALBERS G W, et al. Definition and evaluation of transient ischemic stroke:a scientific statement for healthcare professionals from the American Heart Association/ American Stroke Association Stroke Council; Council on Cardiovascular Surgery and Anesthesia; Council on Cardiovascular Radiology and Intervention; Council on Cardiovascular Nursing and the Interdisciplinary Council on Peripheral Vascular Disease: The American Academy of Neurology affirms the value of this statement as an educational tool for neurologists[J]. Stroke, 2009, 40(6): 2276-2293.

[5] Chinese Society of Neurology, Chinese Stroke Society. Chinese guidelines for diagnosis and treatment of acute ischemic stroke 2014[J]. Chin J Neurol, 2015, 48(4): 246-257.

[6] NGUYEN-HUYNH M N, WINTERMARK M, ENGLISH J, et al. How accurate is CT angiography in evaluating intracranial atherosclerotic disease?[J]. Stroke, 2008, 39(4) : 1184-1188.

[7] SANAK D, HORAK D, HERZIG R, et al. The role of magnetic resonance imaging for acute ischemic stroke[J]. Biomed Pap Med Fac Univ Palacky

Olomouc Czech Repub, 2009, 153(3) : 181-187.

[8] TURAN T N, RUMBOLDT Z, GRANHOLM A C et al. Intracranial atherosclerosis: correlation between in-vivo 3T high resolution MRI and pathology[J]. Atherosclerosis, 2014, 237(2): 460-463.

[9] KIM J M, JUNG K H, SOHN C H, et al. High-resolution MR technique can distinguish moyamoya disease from atherosclerotic occlusion[J]. Neurology, 2013, 80(8) : 775-776.

[10] ALBERS G W, MARKS M P, KEMP S, et al. Thrombectomy for sroke at 6 to 16 Hours with selection by Perfusion Imaging[J]. N Engl J Med, 2018, 378(8) : 708-718.

[11] NOGUEIRA R G, JADHAV A P, HAUSSEN D C, et al. Thrombectomy 6 to 24 Hours after Stroke with a Mismatch between Deficit and Infarct [J]. N Engl J Med, 2018, 378(1):11-21.

[12] ANDERSON C S, HUANG Y, LINDLEY R I, et al. Intensive blood pressure reduction with intravenous thrombolysis therapy for acute ischaemic stroke (ENCHANTED): an international, randomised, open-label, blinded-endpoint, phase 3 trial[J].Lancet, 2019, 393(10174):877-888.

[13] HACKE W, KASTE M, BLUHMKI E, et al. Thrombolysis with alteplase 3 to 4.5 hours after acute ischemic stroke[J]. N Engl J Med, 2008, 359 (13):1317-1329.

[14] THOMALLA G, SIMONSEN C Z, BOUTITIE F, et al. MRI-Guided Thrombolysis for Stroke with Unknown Time of Onset[J].N Engl J Med, 2018, 379(7): 611-622.

[15] CAMPBELL B C V, MA H, RINGLEB P A, et al. Extending thrombolysis to 4.5-9h and wake-up stroke using perfusion imaging: a systematic review and meta-analysis of individual patient data[J]. Lancet, 2019, 394(10193): 139-147.

[16] KHATRI P, KLEINDORFER D O, DEVLIN T, et al. Effect of Alteplase vs Aspirin on Functional Outcome for Patients With Acute Ischemic Stroke and Minor Nondisabling Neurologic Deficits: The PRISMS

Randomized Clinical Trial[J].JAMA, 2018, 320(2): 156-166.

[17] ROMANO J G, SMITH E E, LIANG L, et al. Outcomes in mild acute ischemic stroke treated with intravenous thrombolysis: A retrospective analysis of the get with the guidelines-stroke registry[J]. JAMA Neurol, 2015, 72: 423-431.

[18] TSIVGOULIS G, ZAND R, KATSANOS A H, et al. Risk of symptomatic intracerebral hemorrhage after intravenous thrombolysis in patients with acute ischemic stroke and high cerebral microbleed burden: A meta-analysis[J]. JAMA Neurol, 2016, 73: 675-683.

[19] ADAMS R J, COX M, OZARK S D, et al. Coexistent sickle cell disease has no impact on the safety or outcome of lytic therapy in acute ischemic stroke: Findings from get with the guidelines-stroke[J]. Stroke, 2017, 48: 686-691.

[20] IBRAHIM M M, SEBASTIAN J, HUSSAIN M, et al. Does current oral antiplatelet agent or subtherapeutic anticoagulation use have an effect on tissue-plasminogen-activator-mediated recanalization rate in patients with acute ischemic stroke? [J]. Cerebrovasc Dis, 2010, 30: 508-513.

[21] ROBINSON T G, WANG X, ARIMA H, et al. Low- versus standard-dose alteplase in patients on prior antiplatelet therapy: The enchanted trial (enhanced control of hypertension and thrombolysis stroke study) [J]. Stroke, 2017, 48: 1877-1883.

[22] CAMPBELL B C V, MITCHELL P J, CHURILOV L, et al. Tenecteplase versus Alteplase before Thrombectomy for Ischemic Stroke[J].N Engl J Med, 2018, 378(17): 1573-1582.

[23] CAMPBELL BCV, MITCHELL P J, CHURILOV L, et al. Effect of Intravenous Tenecteplase Dose on Cerebral Reperfusion Before Thrombectomy in Patients With Large Vessel Occlusion Ischemic Stroke: The EXTEND-IA TNK Part 2 Randomized Clinical Trial[J]. JAMA, 2020, 323(13):1257-1265.

[24] PAN Y, WANG Y, WANG Y. Author response: risks and benefits of clopidogrel-aspirin in minor stroke or TIA: time course analysis of

CHANCE[J]. Neurology, 2017, 89: 2121-2122.

[25] JOHNSTON S C, EASTON J D, FARRANT M, et al., Neurological Emergencies Treatment Trials Network, and the POINT Investigators. Clopidogrel and aspirin in acute ischemic stroke and high-risk TIA[J]. N Engl J Med, 2018, 379: 215-225.

[26] KIM B J, LEE E J, KWON S U, et al. Prevention of cardiovascularevents in Asian patients with ischaemic stroke at high risk of cerebral haemorrhage (PICASSO): a multicentre, randomised controlled trial[J]. Lancet Neurol, 2018, 17(6): 509-518.

[27] MICHAEL D H, MAYANK G, BIJOY K M, et al. Efficacy and safety of nerinetide for the treatment of acute ischaemic stroke (ESCAPE-NA1): a multicentre, double-blind, randomised controlled trial[J].Lancet, 2020, 14, 395(10227): 878-887.

[28] 崔丽英, 李舜伟, 张微微, 等. 正丁基苯酞软胶囊与阿司匹林治疗 AIS 的多中心、随机、双盲双模拟对照研究 [J]. 中华神经科杂志, 2008, 41(11): 727-730.

[29] 丁德云, 吕传真, 丁美萍, 等. 人尿激肽原酶治疗急性脑梗死多中心随机双盲安慰剂对照试验 [J]. 中华神经科杂志, 2007, 40(5): 306-310.

[30] 全国降纤酶临床再评价研究协作组. 降纤酶治疗急性脑梗死临床再评价 (II)[J]. 中华神经科杂志, 2005, 38(1): 11-16.

[31] ZHANG W, HUANG Y, LI Y, et al. Efficacy and safety of vinpocetine as part of treatment for acute cerebral infarction: a randomized, open-label, controlled, multicenter CAVIN (Chinese Assessment for Vinpocetine in Neurology) trial[J].Clin Drug Investig, 2016, 36(9): 697-704.

[32] LANGHORNE P, FEARON P, RONNING O M, et al. Stroke unite care benefits patients with intracerebral hemorrhage: systematic review and meta-analysis[J]. Stroke, 2013, 44(11): 3044-3049.

[33] BERNHARDT J, LINDLEY R I, LALOR E, et al. AVERT2(a very early rehabilitation trial, a very effective reproductive trigger):Retrospective observation alanalysis of the number of babies born to trial staff [J].BMJ, 2015, 351:H6432.

[34] AVERT Trial Collaboration Group. Efficacy and safety of very early mobilisation within 24h of stroke onset (AVERT): a randomised controlled trial[J]. Lancet, 2015, 386: 46-55.

[35] CRAMER S C, DODAKIAN L, LE V, et al. Efficacy of home-based telerehabilitation vs in-clinic therapy for adults after stroke: a randomized clinical trial[J]. JAMA Neurol, 2019, 76: 1079-1087.

[36] FORD G A, BHAKTA B B, COZENS A, et al. Safety and efficacy of co-careldopa as an add-on therapy to occupational and physical therapy in patients after stroke (DARS): a randomised, double-blind, placebo-controlled trial[J]. Lancet Neurol, 2019, 18: 530-538.

[37] KUMMER R, BRODERICK J P, CAMPBELL B C, et al. The Heidelberg Bleeding Classification: Classification of Bleeding Events After Ischemic Stroke and Reperfusion Therapy[J]. Stroke, 2015, 46(10): 2981-2986.

[38] WHITELEY W N, SLOT K B, FERNANDES P, et al. Risk factors for intracranial hemorrhage in acute ischemic stroke patients treated with recombinant tissue plasminogen activator: a systematic review and meta-analysis of 55 studies[J]. Stroke, 2012, 43(11): 2904-2909.

[39] LU X, HUANG B, ZHENG J, et al. Decompressive craniectomy for the treatment of malignant infarction of the middle cerebral artery[J]. Sci Rep, 2014, 4:7070.

[40] POWERS W J, RABINSTEIN A A, ACKERSON T, et al. 2018 Guidelines for the Early Management of Patients With Acute Ischemic Stroke. A Guideline for Healthcare Professionals From the American Heart Association/American Stroke Association[J]. Stroke, 2018, 49 (3): e46-110.

[41] KEARON C, AKI E A, OMELAS J, et al. Antithrombotic Therapy for VTE Disease: CHEST Guideline and Expert Panel Report[J]. Chest, 2016, 149(2): 315-352.

[42] MEADER N, MOE-BYRNE T, LLEWELLYN A. Screening for poststroke major depression: a meta-analysis of diagnostic validity studies[J]. J Neurol Neurosurg Psych, 2014, 85: 198-206.

[43] TOWFIGHI A, OVBIAGELE B, EL HUSSEINI N, et al. Poststroke depression: a scientific statement for healthcare professionals from the American Heart Association/ American Stroke Association[J]. Stroke, 2017, 48: e30-e83.

[44] 许静涌, 杨剑, 康维明, 等. 营养风险及营养风险筛查工具营养风险筛查 2002 临床应用专家共识 (2018 版) [J]. 中华临床营养杂志, 2018, 26(3): 131-135.

[45] NAITO H, NEZU T, HOSOMI N, et al. Controlling nutritional status score for predicting 3-mo functional outcome in acute ischemic stroke[J]. Nutrition, 2018, 1(6): 55-56.

[46] AREVALO-MANSO J J, MARTINEZ-SANCHEZ P, JUAREZ-MARTIN B, et al. Enteral tube feeding of patients with acute stroke: when does the risk of diarrhoea increase? [J]. Internal Med J, 2014, 44(12): 1199-1204.

[47] 中华医学会肠外肠内营养学分会神经疾病营养支持学组, 中华医学会神经病学分会神经重症协作组, 中国医师协会神经内科医师分会神经重症专业委员会. 神经系统疾病肠内营养支持中国专家共识 (第二版) [J]. 中华临床营养杂志, 2019, 27(4): 193-203.

第四章
缺血性脑卒中/短暂性脑缺血发作的二级预防治疗

缺血性脑卒中/TIA 是最多见的脑卒中复发类型，每年复发率达到 17.7%，5 年的复发率高达 41%，而 5 年的死亡率达 16%。缺血性脑卒中的高复发率、高致残率、高死亡率给家庭和社会也增添了很多经济负担。因而，对缺血性脑卒中进行合理、科学、有效的二级预防治疗对减少其复发，从而降低缺血性脑卒中总体的致残率、死亡率有着极为重要的作用。

第一节　缺血性脑卒中/短暂性脑缺血发作二级预防的抗栓治疗

一、非心源性缺血性脑卒中的抗栓治疗

（一）抗血小板治疗

目前临床上用于预防缺血性脑卒中/TIA 患者血管事件的抗血小板药物主要包括阿司匹林、双嘧达莫、氯吡格雷、西洛他唑及替格瑞洛等。抗血小板治疗可以显著降低既往有缺血性脑卒中病史患者再发严重血

管事件（包括脑卒中、心肌梗死和死亡事件）的风险。

阿司匹林二级预防缺血性脑卒中相关对照试验的荟萃分析显示，阿司匹林可以降低缺血性脑卒中15%的再发风险，这种获益与阿司匹林的使用剂量（50～1 500mg）无关，即不论是小剂量还是大剂量的阿司匹林在预防血管事件的效果上基本相似。但是阿司匹林的剂量越大、用药时间越长，相应的出血风险也越高。

氯吡格雷在脑卒中二级预防的研究（CAPRIE研究和PRoFESS研究）显示，氯吡格雷与阿司匹林单药和阿司匹林＋双嘧达莫相比，主要终点事件（包括缺血性脑卒中、心肌梗死和血管性死亡）的风险均有所下降，但没有显著性差异。较之阿司匹林，接受氯吡格雷治疗的患者虽然没有更多的中性粒细胞减少症，但有血栓性血小板减少性紫癜的报道。同时，近年来发现10%～63%的患者接受氯吡格雷标准疗法（起始300mg负荷量，75mg/d维持量）不能达到足够的抗血小板作用，被称为"氯吡格雷抵抗"。

目前新型抗血小板药物主要包括西洛他唑和替格瑞洛。西洛他唑相关研究（CASISP研究）显示，西洛他唑组患者的脑卒中复发率要低于阿司匹林组，但没有显著性差异。PICASSO研究针对亚洲缺血性脑卒中患者易发生脑出血的特点，评估西洛他唑与阿司匹林的疗效和安全性，结果提示单纯西洛他唑组的联合血管性事件（脑卒中、心肌梗死和血管性死亡）风险较单纯阿司匹林组降低，且脑出血风险降低近一半。SOCRATES研究比较替格瑞洛与阿司匹林对小卒中和高危 TIA 患者的疗效，结果显示在起病 24 小时内启动治疗，两组患者 90 天复发率无明显差异。亚组分析显示，存在同侧颅外或颅内动脉粥样硬化狭窄者，替格瑞洛较阿司匹林风险降低 32%，而在腔隙性梗死患者中，两组疗效无显著差异。近期的一篇荟萃分析纳入了 13 项替格瑞洛相关的 RCT 研究，结果显示替格瑞洛能降低心脑血管病风险人群再发缺血性脑卒中等血管性事件，且不增加死亡和出血风险。

在联合抗血小板治疗方面，也积累了较多的临床证据。ESPRIT 研究和 PRoFESS 研究显示，双嘧达莫和阿司匹林联合使用在脑卒中的二级预防中虽然和阿司匹林单药使用一样能够降低血管性死亡、脑卒中或心肌梗死的风险，但患者往往不能耐受其头痛的副作用，脱落的比率很高，同时出血风险也显著高于氯吡格雷。MATCH 研究评价了氯吡格雷 75mg+ 阿司匹林 75mg 联用与氯吡格雷 75mg 单药治疗在脑卒中二级预防中的作用。7 599 例患者随访了 3.5 年后，主要终点事件（缺血性脑卒中、心肌梗死、血管性死亡、再住院率和周围血管缺血性事件）和任何次要终点在两组患者中的发生率并无显著差异，但是出血风险却有所增加，致命性出血事件的增加达到 1.3%。另外两个相关的研究（CHARISMA 研究和 FASTER 研究）也没有得出有益结果。因此，虽然研究表明阿司匹林和氯吡格雷联合应用在曾发生急性冠脉事件或急性冠状动脉支架植入术的患者中能够降低血管事件风险，却并不适用于脑卒中的患者。2013 年我国主导了关于氯吡格

雷治疗急性非致残性脑血管事件高危人群的疗效研究
（CHANCE 研究），结果显示小卒中或 TIA 患者在发病
后 24 小时内联合应用氯吡格雷（起始剂量为 300mg，
随后 75mg/d）与阿司匹林治疗 21 天，之后单独应用氯
吡格雷（75mg/d）直到 90 天，比单独使用阿司匹林更
能降低 90 天脑卒中发生风险，且并没有增加出血风
险。该结论为轻微脑血管病患者提供了更为有效的治
疗方案，使其发展为致残、致死的严重脑血管病的概
率减少了 32%。2014 年美国卒中二级预防指南中纳入
的 CHANCE 研究的结果，改写了国际指南。2018 年的
POINT 研究结果进一步证实了轻型脑卒中和高风险
TIA 患者急性期使用氯吡格雷（75mg）与阿司匹林
（50～325mg）双联抗血小板聚集治疗比单独使用同等
剂量的阿司匹林组更能降低 90 天的缺血性脑卒中、心
肌梗死及缺血性事件死亡的风险，但是两者联用超过
21 天后不增加预防脑卒中的效果，反而增加颅内出血
的风险。

　　综合上述研究，在选择抗血小板治疗时，阿司匹
林和双嘧达莫联合应用可能在预防再发脑卒中、减少
心血管和死亡事件及主要出血事件方面较之阿司匹林
单药更为有效。但两者联合使用因其头痛的副作用使
其耐受性下降，这时可以使用阿司匹林单药或者氯吡
格雷治疗。而氯吡格雷和阿司匹林联合应用可能适用
于小卒中或者高危 TIA 患者。

【推荐意见】

1. 对于非心源性缺血性脑卒中和 TIA 患者，推荐

抗血小板治疗而非口服抗凝药治疗，以降低脑卒中复发和其他心血管事件的风险（Ⅰ级推荐，A级证据）。

2. 对于非心源性缺血性脑卒中患者，不推荐将正在使用的抗血小板聚集药物更换为华法林（Ⅲ级推荐，B级证据）。

3. 为了预防未来发生脑卒中，对于缺血性脑卒中和TIA患者，推荐阿司匹林（50～325mg/d）单药（Ⅰ级推荐，A级证据）或者阿司匹林25mg联合缓释双嘧达莫200mg（2次/d）（Ⅰ级推荐，B级证据）作为起始治疗。

4. 氯吡格雷（75mg）单药治疗替代阿司匹林或者阿司匹林联合双嘧达莫，是二级预防的合理选择（Ⅱa级推荐，B级证据）。这条推荐也适合于对阿司匹林过敏的患者。

5. 基于CHANCE试验，对于我国的高危TIA（ABCD2评分≥4或者轻型脑卒中NIHSS评分≤3）患者，推荐双重抗血小板药治疗而不是单用阿司匹林。用法：氯吡格雷（首剂300mg，之后每日75mg）联合阿司匹林（首剂75～300mg，之后75～81mg/d）21天，之后单用氯吡格雷（75mg/d）至少90天（Ⅱb级推荐，B级证据），治疗应该在发病24小时内开始。

6. 抗血小板药的选择应该依据患者危险因素、药品价格、耐受性、药物已知疗效及其他临床特点，个体化选择（Ⅰ级推荐，C级证据）。

7. 对于轻型脑卒中和TIA患者，发病几天或几年后联合阿司匹林和氯吡格雷抗血小板治疗，并持续用药 2～3 年，比单药增加出血风险，不推荐作为缺血性脑卒中和 TIA 长期二级预防的常规选择（Ⅲ级推荐，A级证据）。

8. 对于服用阿司匹林期间发生缺血性卒脑中和 TIA 的患者，没有证据表明增加阿司匹林剂量可以有额外获益。尽管经常考虑换用其他抗血小板药物，但是对于服用阿司匹林期间发病的患者，尚缺乏单药和联合用药的充分研究（Ⅱb级推荐，C级证据）。

9. 对于非心源性缺血性脑卒中患者，使用三联抗血小板聚集药物（阿司匹林＋氯吡格雷＋双嘧达莫）来进行二级预防治疗是有害的（Ⅲ级推荐，B级证据）。

（二）口服抗凝药治疗

WARSS 研究纳入 2 206 例非心源性缺血性脑卒中患者，随机接受华法林（INR：1.4～2.8）和阿司匹林（325mg/d）治疗，结果两组患者再发脑卒中或者死亡事件的发生率没有显著性差异（17.8%～16.0%），华法林组的出血事件也没有显著增加。WASID 研究则是在颅内狭窄患者中进行了类似研究，结果基本相同，但是出血事件有所增加。

SPRIT 研究由于华法林组 INR 目标值偏高导致了明显的出血事件而提前终止。而改变方案后的 ESPRIT 研究比较中等强度口服抗凝药治疗（目标 INR：2.0～3.0）和阿司匹林单药（30～325mg/d）或者阿司匹林和缓释双嘧达莫 200mg 每日 2 次联合应用在预防再发脑卒中治疗的作用，平均随访 4.6 年，平均 INR 为

2.57，结果华法林组出血事件风险明显增高，但缺血事件较阿司匹林单药治疗组有所减少。因此，非心源性缺血性脑卒中患者口服抗凝药物的效果并不优于阿司匹林，且增加出血的风险。

【推荐意见】

1. 对于存在缺血性脑卒中、心房颤动和冠心病病史的患者，仍不能确定抗血小板药物联合维生素 K 拮抗剂（VKA）对于减少缺血性心脑血管事件的作用（Ⅱb 级推荐，C 级证据）。

2. 对于非心源性脑卒中或 TIA 患者，建议应用抗血小板药物而不是口服抗凝药治疗来减少脑卒中再发和其他心血管事件（Ⅰ级推荐，A 级证据）。

二、心源性脑栓塞的抗栓治疗

（一）心房颤动

不论是持续性心房颤动（atrial fibrillation，AF）还是阵发性 AF 都是首发和再发脑卒中的危险因素。随着年龄增长，AF 的发病率逐渐增加，是老年患者中心律失常的首要原因。有脑卒中病史的 AF 患者再发脑卒中的风险要比其他 AF 患者首发脑卒中的风险高 2.5 倍，同时合并高龄、近期充血性心力衰竭、高血压、糖尿病和先期血栓栓塞事件的患者脑卒中发生风险也会相应增加。

中国人群华法林与阿司匹林预防非瓣膜性 AF 患者血栓栓塞的相关研究结果表明：华法林较阿司匹林可以显著降低非瓣膜性 AF 患者脑卒中等血管事件的发生

率，但华法林组出血的发生率高于阿司匹林组，且多数出血并发症发生在 INR > 3.0 时。而 AF 患者华法林抗凝治疗目标 INR 值应在 2.0 ~ 3.0，在此范围内调整华法林剂量是安全有效的，AF 患者华法林抗凝治疗目标 INR 值应避免低于 1.5 或高于 3.0。

阿司匹林也可用于 AF 患者的脑卒中预防。研究证明与安慰剂相比，阿司匹林可使 AF 患者脑卒中的相对风险下降 21%，权衡有效性和安全性，其推荐剂量为 75 ~ 100mg。EAFT 研究显示对于近期有 TIA 或者小卒中病史的患者来说抗凝治疗优于使用阿司匹林抗血小板治疗。因此，阿司匹林只作为患者有明确维生素 K 拮抗剂治疗禁忌的替代治疗方法。

关于氯吡格雷联合阿司匹林双联抗血小板治疗与华法林抗凝治疗在预防 AF 患者脑卒中风险的有效性和安全性的对比，ACTIVE 先期试验 ACTIVE W 研究结果显示，华法林比双联抗血小板治疗的主要终点事件（脑卒中、心肌梗死、栓塞和血管性死亡）的发生率显著降低。对于不能或不愿意接受华法林抗凝治疗的患者，ACTIVE 二期研究 ACTIVE A 研究比较了氯吡格雷联合阿司匹林双联抗血小板治疗和阿司匹林单药应用于 AF 患者的作用，结果两组脑卒中发生率分别是 2.4% 和 3.3%，主要出血事件的发生率分别是 2.0% 和 1.3%，但是致命性出血和出血性脑卒中并没有显著升高。

华法林在日常应用中会受到多种因素包括饮食和药物的影响，需要密切监测 INR 并适时进行调整，这些因素都限制了华法林的应用。所以新型口服抗凝药物，例如直接凝血酶 Xa 因子抑制剂（利伐沙班）和 IIa 因子抑制剂（达比加群）近年来在 AF 患者缺血性脑卒中二级预防中的研究较多，被作为可能替换华法林的药物。荟萃分析显示，新型口服抗凝药物对于 AF 患者缺血性脑卒中二级预防的疗效与华法林相当，并且出血风险也与华法林相当。

目前，关于急性期缺血性脑卒中何时启动口服抗凝药治疗的问题仍然悬而未决。在新型口服抗凝药物相关的临床研究中也未纳入急性期缺血性脑卒中患者。2016 年欧洲心房颤动管理指南以专家意见的推荐级别建议，TIA 患者可以在发病当天启用口服抗凝药治疗，小卒中患者在发病第 3 天启用，中等程度脑卒中在发病后第 6 天启用，而严重脑卒中在发病 2 周经复查头颅 CT 排除出血转化后方可启用抗凝药治疗。当前正在进行中的两项临床试验 DATAS II（Dabigatran Following TIA and Minor Stroke）和 ELAN（Early Versus Late Initiation of Direct Oral Anticoagulants in Post-ischaemic Stroke Patients With Atrial fibrillation）关注脑卒中后抗凝药物的启动时机，期待研究结果能给这个问题一个满意的回答。

【推荐意见】

1. 对于无其他明确病因的急性缺血性脑卒中患者，建议在发病 6 个月之内对其进行为期 1 个月左右的心率监测，以明确是否存在 AF（IIa 级推荐，C 级证据）。

2. 对于伴有阵发性或永久性非瓣膜性 AF 的脑卒中患者，华法林（Ⅰ级推荐，A 级证据）、阿哌沙班（Ⅰ级推荐，A 级证据）与达比加群（Ⅰ级推荐，B 级证据）均可用于预防脑卒中复发。应根据患者的危险因素、药品价格、耐受性、患者意愿、可能存在的药物相互作用及其他临床特征（肾功能、既往 INR 控制情况）选择适宜的抗凝药物。

3. 利伐沙班可以预防非瓣膜性 AF 患者脑卒中再发（Ⅱa 级推荐，B 级证据）。

4. 对于有阵发性（间歇性）或持续性 AF 的缺血性脑卒中患者，推荐使用维生素 K 拮抗剂（VKA）进行抗凝治疗（INR 目标值 2.5；范围 2.0～3.0）（Ⅰ级推荐，A 级证据）。

5. 不推荐缺血性脑卒中/TIA 患者抗凝和抗血小板联合治疗，但是推荐用于合并临床明显冠状动脉疾病患者，尤其是急性冠脉综合征或支架置入术患者（Ⅱb 级推荐，C 级证据）。

6. 对于不能服用口服抗凝药的患者，推荐单独使用阿司匹林（Ⅰ级推荐，A 级证据）。氯吡格雷联合阿司匹林具有同华法林相似的出血风险，不推荐氯吡格雷联合阿司匹林治疗（Ⅲ级推荐，B 级证据）。

7. 对大部分 AF 导致脑卒中或 TIA 患者，推荐出现神经功能症状后 14 天开始口服抗凝药治疗（Ⅱa 级推荐，B 级证据）。

8. 存在脑梗死出血转化的高危患者（如大面积梗死、早期影像学出血转化表现、血压控制不佳或出血倾向），推荐推迟开始口服抗凝药物时间，可以延长到14天后（Ⅱa级推荐，B级证据）。

9. AF 合并脑卒中或 TIA 患者，需要暂时停用口服抗凝药物，推荐使用低分子肝素，或不能耐受肝素的患者，可以使用类似抗凝药物，要依据出血或血栓事件的预警危险因素而定（Ⅱa级推荐，C级证据）。

（二）其他心源性栓塞

大面积心肌梗死，尤其是急性前壁心肌梗死伴心尖部受累者容易出现左心室附壁血栓。如未进行有效的再灌注治疗和抗凝治疗，其中大约10%的患者会发生有临床症状的脑梗死。若患者出血风险较低，应考虑抗凝治疗以预防血栓的发生。附壁血栓一旦诊断，需应用 VKA 口服抗凝治疗，但在已行支架置入术治疗并进行双联抗血小板药物治疗时，加用口服抗凝剂可增加患者的出血风险，因此在充分考虑患者意愿的情况下，抗凝加双联抗血小板药物治疗仅用于 ST 段抬高型心肌梗死出现体循环或静脉血栓栓塞事件风险大于出血风险时。当需要采用三联抗栓治疗时，需控制 INR 范围在 2.0 ~ 2.5。

瓣膜性心脏病（二尖瓣狭窄、二尖瓣环钙化、二尖瓣反流、二尖瓣脱垂、主动脉瓣病变、人工心脏瓣膜、生物瓣膜）也能增加心源性栓塞导致的脑血管病事件。瓣膜性心脏病的抗栓治疗对减少血栓形成具有重要意义，但同时必须考虑到其可能会增加出血风险，因此，抗栓治疗需要在血栓形成和出血风险之间寻找最佳平衡点。

【推荐意见】

1. 伴有急性心肌梗死的缺血性脑卒中或 TIA 患者，影像学检查发现左室附壁血栓形成，推荐给予至少 3 个月的华法林口服抗凝治疗（目标 INR 值为 2.5；范围 2.0 ～ 3.0；Ⅱ级推荐，B 级证据）。如无左室附壁血栓形成，但发现前壁无运动或异常运动，也应考虑给予 3 个月的华法林口服抗凝治疗（目标 INR 值为 2.5；范围 2.0 ～ 3.0；Ⅱ级推荐，B 级证据）。

2. 对于有风湿性二尖瓣病变但无 AF 及其他危险因素（如颈动脉狭窄）的缺血性脑卒中或 TIA 患者，推荐给予华法林口服抗凝治疗（目标 INR 值为 2.5；范围 2.0 ～ 3.0；Ⅱ级推荐，B 级证据）。

3. 对于已使用华法林抗凝治疗的风湿性二尖瓣疾病患者，发生缺血性脑卒中或 TIA 后，不应常规联用抗血小板药治疗（Ⅲ级推荐，C 级证据）。但在使用足量的华法林治疗过程中仍出现缺血性脑卒中或 TIA 时，可加用阿司匹林抗血小板治疗（Ⅱ级推荐，B 级证据）。

4. 不伴有 AF 的非风湿性二尖瓣病变或其他瓣膜病变（局部主动脉弓、二尖瓣环钙化、二尖瓣脱垂等）的缺血性脑卒中或 TIA 患者，可以考虑抗血小板药物治疗（Ⅱ级推荐，B 级证据）。

5. 对于植入人工心脏瓣膜的缺血性脑卒中或 TIA 患者，推荐长期华法林口服抗凝治疗（Ⅱ级推荐，B 级证据）。

6. 对于已经植入人工心脏瓣膜的既往有缺血性脑

卒中或 TIA 病史的患者，若出血风险低，可在华法林抗凝的基础上加用阿司匹林（Ⅱ级推荐，B 级证据）。

三、其他特殊情况下脑卒中患者的抗栓治疗

（一）隐源性卒中及卵圆孔未闭

隐源性卒中是指有少数缺血性脑卒中经过相关的检查仍不能明确病因。较多研究提示，相当部分的隐源性卒中的病因可能与阵发性心房颤动、卵圆孔未闭等心源性病因有关。成年人卵圆孔未闭（patent foramen ovale，PFO）的发生率多达 15%~25%，与青年人缺血性脑卒中的风险增加有关。已超过 23 项病例对照研究证实 PFO 与隐源性卒中的风险有关。PICSS（Patent Foramen Ovale in Cryptogenic Stroke）研究发现，在 630 例患者中，华法林治疗组 2 年脑卒中再发或死亡率为 16.5%，而阿司匹林治疗组为 13.2%（HR=1.3；95% 可信区间为 0.6~2.6）。在隐源性卒中亚组中，华法林治疗组 2 年事件发生率为 9.5%，而阿司匹林治疗组为 17.9%（HR=0.5；95% 可信区间为 0.2~1.7）。尽管这些数据来自一项随机对照试验，但这个亚组研究还不能在统计学上证实华法林优于阿司匹林。

封堵术是 PFO 主要手术治疗手段。多项临床研究显示，合并房间隔瘤或严重分流的 PFO 患者接受封堵术后再发卒中的风险明显下降。

【推荐意见】

1. 目前尚无足够证据证实，在 PFO 患者的脑卒中

二级预防中抗凝药物治疗与阿司匹林疗效相同或优于阿司匹林（Ⅱb 级推荐，B 级证据）。

2. 对有 PFO 的缺血性脑卒中或 TIA 患者，如果没有接受抗凝治疗，则推荐抗血小板治疗（Ⅰ级推荐，B 级证据）。

3. 对有 PFO 和静脉栓子来源的缺血性脑卒中或 TIA 患者，根据脑卒中的特点指导应用抗凝药物治疗（Ⅰ级推荐，A 级证据）。当存在抗凝禁忌时，下腔静脉过滤器是合理的（Ⅱa 级推荐，C 级证据）。

4. 对有 PFO 而没有 DVT 的隐源性缺血性脑卒中或 TIA 患者，尚没有支持 PFO 封堵术有效的可用数据（Ⅲ级推荐，A 级证据）。

5. 在 PFO 和 DVT 并存的情况下，根据 DVT 的再发风险，可以考虑经导管 PFO 封堵术治疗（Ⅱb 级推荐，C 级证据）。

（二）动脉夹层

颈动脉和椎动脉夹层是年轻 TIA 和脑卒中的相对常见原因。动脉夹层可能由于头颈部创伤所致。自发性动脉夹层的危险因素主要是潜在的结缔组织病，包括肌纤维发育不全、马方综合征、Ehlers-Danlos 综合征（Ⅳ型）、成骨不全症和胶原形成异常的基因病变等。动脉夹层导致的缺血性脑卒中可能是由于血栓栓塞或血流动力学障碍所致。颅内动脉夹层，尤其是椎基底动脉区的动脉夹层有发生蛛网膜下腔出血和脑栓塞的危险，如果急性期给予抗凝治疗，蛛网膜下腔出血的风险更大。动脉夹层患者的最佳脑卒中预防策略存有争议。可供选择的方法有抗凝、抗血小板、血管内支架成形术，或不用特定药物治疗的保守观察，而外科手术不是常规治疗。动脉夹层一经确诊，即给予肝素或低分子肝素（low molecular weight heparin，LMWH）抗凝治疗是很久之前就有的经典推荐，主要是因为在血管损伤后最初几日内脑卒中风险最大。然而，目前尚无对照试验支持应用特定抗栓疗法。现有的临床数据表明，抗血小板和抗凝具有相似的脑卒中再发风险，但前者可能更安全。

【推荐意见】

1. 对有颅外颈动脉或椎动脉夹层的缺血性脑卒中或 TIA 患者，至少进行 3 ~ 6 个月抗栓治疗（抗血小板或抗凝）是合理的（Ⅱa 级推荐，B 级证据）。与抗凝治疗相比，抗血小板治疗的相对有效性尚未确定（Ⅱb 级推荐，B 级证据）。

2. 对有颅外颈动脉或椎动脉夹层的缺血性脑卒中或 TIA 患者，尽管应用药物治疗但仍出现明确的再发性脑缺血事件时，可以考虑血管内治疗（支架）（Ⅱb 级推荐，C 级证据）。如果血管内治疗失败，或不具有血管内治疗指征，可以考虑手术治疗（Ⅱb 级推荐，C 级证据）。

（三）未破裂动脉瘤

未破裂动脉瘤的总体破裂风险为 0.05% ~ 2.00%/年。日本的一项观察性研究发现 374 例缺血性脑卒中患者中，MRA 检查发现 3.5% 有未破裂动脉瘤，这一比例与健康对照组差异无统计学意义，随访 3 个月未观察到动脉瘤破裂。韩国的一项观察性研究纳入了314例缺血性脑卒中患者中，全脑血管DSA检查发现6.1%～6.6%的患者有未破裂动脉瘤。女性、高龄患者相对多发。这些患者接受抗栓治疗，随访2年未观察到动脉瘤破裂，有动脉瘤患者与无动脉瘤患者的临床结局无明显差异。

【推荐意见】

伴有小的未破裂动脉瘤（直径<10mm）的缺血性脑卒中或TIA患者，抗血小板治疗可能是安全的（Ⅱ级推荐，C级证据）。

（四）颅内出血后抗栓药物的使用

有关颅内出血急性期后抗栓药物的使用缺乏研究证据，大多是小规模的观察性研究。加拿大的观察性队列研究显示，服用华法林期间发生颅内出血者，在院内重启华法林治疗后，1年内2.5%复发颅内出血。这比例并不高于未服用华法林者自发性脑出血后1年内的再出血的比例（2.1%～3.7%）。我国的一项研究表明颅内出血后服用阿司匹林的患者，其颅内出血的年复发率与未服用阿司匹林的颅内出血者相当，而血管事件发生率减少50%。还有研究认为，皮质下脑出血患者在有较高缺血性事件风险时可以抗血小板治疗，在明显减少缺血性脑卒中事件的同时不会明显增加脑出血风险。但是何时重新使用抗栓治疗的时机不明。对于脑淀粉样血管病相关性脑出血患者进行抗栓治疗需谨慎。

【推荐意见】

1. 抗栓治疗相关颅内出血发生后，应评估患者的抗栓风险及效益，选择是否继续抗栓治疗（Ⅱ级推荐，B 级证据）。

2. 在急性脑出血、蛛网膜下腔出血或硬膜下血肿后，患者如需恢复或启动抗栓治疗，建议在发病 1 周后开始（Ⅱ级推荐，B 级证据）。

3. 对于出血性脑梗死患者，根据具体临床情况和潜在的抗凝治疗指征，可以考虑继续进行抗栓治疗（Ⅱ级推荐，C 级证据）。

第二节 症状性大动脉粥样硬化性缺血性脑卒中／短暂性脑缺血发作的非药物治疗

一、颈动脉颅外段狭窄

目前，颈动脉内膜剥脱术（carotid endarterectomy，CEA）和颈动脉支架置入术（carotid artery stenting，CAS）是症状性颈动脉狭窄除内科药物治疗之外的主要治疗手段。

NASCET（North American Symptomatic Carotid Endarterectomy Trial）、ECST（European Carotid Surgery Trial）等的研究结果显示，重度颈动脉狭窄（狭窄程度 70%～99%）患者接受 CEA 联合药物治疗对预防致残性脑卒中复发或死亡风险优于单纯药物治疗；而中度颈动脉狭窄（狭窄程度 50%～69%）患者，可权衡手术利弊后考虑施行 CEA；对于轻度颈动脉狭窄（狭窄程度 <50%）的患者，手术风险大于获益。荟萃分析显示，对于颈内动脉颅外段近全狭窄（>99%）或闭塞的患者，CEA 治疗远期疗效不佳。在治疗时机方面，对 NASCET 及 ECST 等研究结果的进一步分析发现，在急性轻型脑卒中或 TIA 发病后 2 周内早期施行 CEA 能够显著降低发病 30 天内的脑卒中发生风险及病死率。因此，如无手术禁忌，应尽早施行 CEA。

近年来，CAS 已经成为除 CEA 之外，颅外颈动脉狭窄的重要治疗方法。在颈动脉狭窄脑卒中二级预防研究中，CAS 与 CEA 两种治疗方法进行了多项对比研究。目前以颈动脉血管重建动脉内膜切除术与支架试验对比研究（Carotid Revascularization Endarterectomy versus Stenting Trial，CREST）为代表的几项大型研究结果显示，围手术期 30 天内任何脑卒中和术后同侧脑卒中发生率在 CAS 组稍高于 CEA 组，但 CEA 组心肌梗死的发生率（2.3%）高于 CAS 组（1.0%），但两者差异无统计学意义。术后 4 年中的随访显示经两种治疗后，脑卒中发生率也无明显差异。2016 年 CREST 公布了术后 10 年的远期随访结果，CAS 与 CEA 两种治疗方法在缺血性脑卒中、心肌梗死及死亡风险等事件方面仍无明显区别。这说明 CAS 对颈动脉狭窄的治疗仍是可供选择的一种方法。

【推荐意见】

1. 对于近期发生 TIA 或 6 个月内发生缺血性脑卒中合并同侧颈动脉颅外段严重狭窄（70%～99%）的患

者，如果预计围手术期死亡和脑卒中复发 <6%，推荐进行 CEA 或 CAS 治疗（I 级推荐，A 级证据）。CEA 或 CAS 的选择应依据患者个体化情况而定（Ⅱ 级推荐，B 级证据）。

2. 对于近期发生 TIA 或 6 个月内发生缺血性脑卒中合并同侧颈动脉颅外段中度狭窄（50% ~ 69%）的患者，如果预计围手术期死亡和脑卒中复发 <6%，推荐进行 CEA 或 CAS 治疗（I 级推荐，A 级证据）。CEA 或 CAS 的选择应依据患者个体化情况而定（Ⅱ 级推荐，B 级证据）。

3. 颈动脉颅外段狭窄程度 <50% 时，不推荐行 CEA 或 CAS 治疗（Ⅰ 级推荐，A 级证据）。

4. 当缺血性脑卒中或 TIA 患者有行 CEA 或 CAS 的治疗指征时，如果无早期再通禁忌证，应在 2 周内进行手术（Ⅱ 级推荐，B 级证据）。

二、颅外椎动脉狭窄

近年来，颅外椎动脉狭窄的血管介入手术治疗在国内开展较多。椎动脉近端狭窄支架置入有很高的操作成功率，手术难度并不高于其他部位，其特殊之处是再狭窄率较高。国内的一个小样本的研究显示，血管内支架治疗后 7 年的后循环缺血事件再发率要明显低于药物治疗。但荷兰的一项针对症状性椎动脉狭窄的随机对照研究发现，支架治疗组在术后 30 天和 3 年的缺血性脑卒中及死亡等终点事件的发生均明显高于单纯药物治疗组，因此研究者认为没有进行三期临床试验的必要。但因为经费原因，这个研究只纳入 115 名受试者便被提前终止，样本量偏小，有必要进行更多的 RCT 研究来进一步证实。

【推荐意见】

症状性颅外椎动脉粥样硬化狭窄患者，内科药物治疗无效时，可选择支架置入术作为内科药物治疗辅助技术手段（Ⅱ级推荐，C 级证据）。

三、锁骨下动脉狭窄和头臂干狭窄

锁骨下动脉和头臂干也是动脉粥样硬化常累及的部位，严重狭窄的患者可出现上肢缺血或锁骨下动脉盗血综合征等临床表现。有临床症状的患者应该考虑给予血管内支架置入术或者外科手术治疗，解除动脉的狭窄。手术治疗锁骨下动脉或头臂干狭窄的并发症率和病死率很低，且能够保持良好的长期血管通畅。也可采用球囊成形术、斑块旋切和支架置入术治疗锁骨下动脉狭窄，但目前没有 RCT 研究对介入治疗与外科血运重建方法进行比较。在锁骨下动脉和头臂干阻塞性疾病的治疗中，血管内支架置入术成为开胸外科手术的一种替代选择。多项研究报道证实，进行锁骨下动脉和头臂干的血管成形术和支架置入术的技术成功率和安全性很高，但是仍缺乏长期随访数据。

【推荐意见】

1. 锁骨下动脉狭窄或闭塞引起后循环缺血症状（锁骨下动脉盗血综合征）的缺血性脑卒中或 TIA 患者，如果标准内科药物治疗无效，且无手术禁忌，可行支架置入术或外科手术治疗（Ⅱ级推荐，C级证据）。

2. 颈总动脉或者头臂干病变导致的 TIA 和缺血性脑卒中患者，内科药物治疗无效，且无手术禁忌，可行支架置入术或外科手术治疗（Ⅱ级推荐，C级证据）。

四、颅内动脉狭窄

颅内动脉粥样硬化是导致缺血性脑卒中最常见的病因之一，且有较高的复发风险。介入治疗是症状性颅内动脉粥样硬化病变的治疗手段之一。目前，颅内动脉狭窄介入支架治疗缺血性脑卒中的临床研究显示存在一定效果，但是均为小样本量且不是随机对照研究。国内的这项针对症状性大脑中动脉狭窄患者的 RCT 研究显示，血管内治疗联合药物治疗组与单纯药物治疗组相比，两组 30 天及 1 年终点事件发生率差异无统计学意义，但具有同样的安全性。SAMMPRIS 研究比较了内科药物强化治疗与 Wingspan 支架联合药物治疗对高风险颅内动脉狭窄患者缺血性脑卒中预防的作用，结果显示支架治疗组的终点事件发生率明显高于单纯药物治疗组。荟萃分析也显示，症状性颅内动脉狭窄患者接受支架介入治疗短期再发脑卒中风险明显升高。所以，目前支架治疗症状性颅内动脉狭窄仍存在争议，仍需要更多的临床试验加以证实。

【推荐意见】

对于症状性颅内动脉粥样硬化性狭窄 ≥ 70% 的缺

血性脑卒中或 TIA 患者，在标准内科药物治疗无效的情况下，可选择血管内介入治疗作为内科药物治疗的辅助技术手段，但患者的选择应严格和慎重（Ⅲ级推荐，C 级证据）。

第三节 缺血性脑卒中／短暂性脑缺血发作二级预防危险因素的药物治疗

一、高血压的治疗

（一）概述

多项研究显示，脑卒中的发病率、病死率的升高与高血压有着十分密切的关系。高血压是脑卒中和 TIA 最重要的危险因素。在近期发生过缺血性脑卒中的患者中，高血压的诊断率高达 70%。有研究显示在控制了其他危险因素后，收缩压每升高 10mmHg，脑卒中发病的相对危险增加 49%，舒张压每增加 5mmHg，脑卒中发病的相对危险增加 46%。控制高血压可明显减少脑卒中，同时也有助于预防或减少其他靶器官损害。我国高血压调查最新数据显示，2012—2015 年我国 18 岁及以上居民高血压患病率为 27.9%，与之前的 5 次全国范围内的高血压抽样调查相比，患病率总体呈现增高的趋势。2015 年调查显示，我国 18 岁以上人群高血压的知晓率、治疗率和控制率分别为 51.6%，45.8% 和 16.8%，较 1991 年和 2002 年明显增高，但与欧美发达国家相比仍处于较低水平，有待于采取更加积极合理的对策，进一步加大健康教育和干预管理力度。

不同种类的药物之间进行对比的临床试验，主要探讨较新的降压药物如钙离子拮抗剂（CCB）、血管紧张素转换酶抑制剂（ACEI）、血管紧张素受体拮抗剂（ARB）等与传统的降压药物如噻嗪类利尿剂、β受体阻滞剂等相比，结果显示降低血压是这些降压药物减少心脑血管并发症的最主要原因，药物之间的差别总体很小。

我国也独立完成了一系列降压治疗临床试验，并为多个国际多中心临床试验做出贡献。较早进行的中国老年收缩期降压治疗临床试验（Syst-China）及上海（STONE）和成都（CNIT）硝苯地平降压治疗等临床试验均证实，以尼群地平、硝苯地平等CCB为基础的积极降压治疗方案可显著降低我国高血压患者脑卒中的发生率与死亡率。在此基础上，非洛地平降低并发症研究（FEVER）显示，氢氯噻嗪加非洛地平联用与单用氢氯噻嗪相比，尽管加用非洛地平组血压只进一步降低了4/2mmHg，但致死与非致死性脑卒中的发生率降低了27%。CHIEF研究阶段报告表明，初始用小剂量氨氯地平与替米沙坦或复方阿米洛利联合治疗，可明显降低高血压患者的血压水平，高血压控制的达标率可达80%左右，提示以钙离子拮抗剂为基础的联合治疗方案是我国高血压患者的优化降压方案之一。

脑卒中后降压治疗研究（PATS）是国际上第一个由我国独立完成的较大规模的安慰剂对照的脑卒中后

二级预防降压治疗临床实验，结果表明吲达帕胺（2.5mg/d）治疗组与安慰剂组相比，血压降低了5/2mmHg，脑卒中的发生率降低了29%。此后，我国还参加国际合作脑卒中后降压治疗预防再发研究（PROGRESS）。结果表明，培哚普利加吲达帕胺或单药治疗降低脑卒中再发危险28%，培哚普利加吲达帕胺联合降压效果优于单用培哚普利，亚组分析的结果显示，中国与日本等亚洲研究对象脑卒中风险下降的幅度更大；事后分析的结果表明，治疗后平均血压最低降至112/72mmHg仍未见到J型曲线。对我国入选的1 520例患者进一步进行了随访观察，平均6年随访的数据证实，降压治疗可显著降低脑卒中再发风险，总死亡及心肌梗死的风险也呈下降趋势。

（二）降压治疗的目标值

对于所有的缺血性脑卒中类型，降压治疗均能获益。目前关于缺血性脑卒中二级预防的血压控制的最佳目标尚未完全明确。我国的FEVER临床试验的事后分析发现，治疗后平均血压水平低于120/70mmHg时，脑卒中、心血管事件和总体死亡危险最低。老年患者中收缩压低于140mmHg较更高的血压治疗组获益更为明显。近期的一个荟萃分析纳入了4 895名受试者，包括RESPECT（Recurrent Stroke Prevention Clinical Outcome）研究在内的四项临床研究，结果显示脑卒中后强化血压控制（<130/80mmHg）将明显降低脑卒中再发风险。对于腔隙性脑梗死，收缩压控制于120～128mmHg、舒张压65～70mmHg或许是较优的目标。

（三）高血压治疗方案

生活方式干预可以降低血压、预防或延迟高血压的发生、降低心血管病风险。生活方式干预包括提倡健康生活方式，消除不利于身体和心理健康的行为和习惯。包括减少钠盐摄入，增加钾摄入，合理膳食，控制体重，戒烟限酒，增加运动及减轻精神压力，保持心理平衡等。生活方式干预应该连续贯穿高血压治疗的全过程，必要时联合药物治疗。

常用降压药物包括钙离子拮抗剂（CCB）、血管紧张素转换酶抑制剂（ACEI）、血管紧张素受体拮抗剂（ARB）、利尿剂和β受体阻滞剂五类，以及由上述药物组成的固定配比复方制剂。五大类降压药物均可作为初始和维持用药的选择，应根据患者的危险因素、亚临床靶器官损害及合并临床疾病情况，合理使用药物，优先选择某类降压药物。此外，α受体阻滞剂或其他种类降压药有时亦可应用于某些高血压人群。

对血压≥160/100mmHg、高于目标血压20/10mmHg的高危患者，或单药治疗未达标的高血压患者应进行联合降压治疗，包括自由联合或单片复方制剂。对血压≥140/90mmHg的患者，也可起始小剂量联合治疗。两药联合时，降压作用机制应具有互补性，同时具有相加的降压作用，并可互相抵消或减轻不良反应。例如，在应用ACEI或ARB基础上加用小剂量噻嗪类利尿剂，降压效果可以达到甚至超过将原有的ACEI或ARB剂量倍增的降压幅度。同样加用二氢吡啶类CCB也有相似效果。

【推荐意见】

1. 既往没有服用降压药物的缺血性脑卒中和 TIA 患者，在发病数天后如果收缩压 ≥ 140mmHg 或舒张压 ≥ 90mmHg，就应启动降压治疗（Ⅰ级推荐，B 级证据）；对于收缩压 < 140/90mmHg 的患者，其降压治疗的获益不确定（Ⅱ级推荐，B 级证据）。

2. 对于既往明确高血压且接受降压药物治疗的缺血性脑卒中或 TIA 患者，如无绝对禁忌，应在发病数天后重新启动降压治疗，以预防脑卒中复发及其他血管事件（Ⅰ级推荐，A 级证据）。

3. 由于颅内大动脉粥样硬化性狭窄（狭窄率 70% ~ 90%）导致的缺血性脑卒中或 TIA 患者，推荐收缩压降至 140mmHg 以下，舒张压降至 90mmHg 以下（Ⅱ级推荐，B 级证据）。由于低血流动力学原因导致的卒中或者 TIA 患者，应权衡降压速度与幅度对患者耐受性及血液动力学影响（Ⅳ级推荐，D 级证据）。

4. 降压药物种类的选择及目标血压应个体化，应全面考虑药物、脑卒中和患者特点等三方面因素（Ⅱ级推荐，B 级证据）。

二、脂代谢异常的治疗

（一）概述

脂代谢异常通常指血浆中胆固醇（TC）和 / 或甘油三酯（TG）升高，也包括低高密度脂蛋白血症。近年来，中国人群的血脂水平逐步提高，血脂异常患病率也明显增加。2012 年的全国调查结果显示，成年人血脂异常总体患病率高达 40.40%，较 2002 年呈大幅度上升。血脂异常对于心血管疾病的危害已为国内外大量的流行病学研究和临床试验所证实，而有关监测数据表明我国缺血性脑卒中事件发病率约为冠心病事件的 2 倍。因此 2007 年《中国成人血脂异常防治指南》为了更为恰当地反映血脂异常对我国人群健康的潜在危害，提出用"缺血性心血管病"（冠心病和缺血性脑卒中）危险来反映血脂异常及其他心血管病主要危险因素的综合致病危险，并发现与仅使用冠心病发病危险相比，这一新指标使得高 TC 对我国人群心血管健康绝对危险的估计上升至原来的 3～5 倍，更恰当地反映了血清胆固醇升高对我国人群的潜在危险。这也反映出血脂异常对于我国缺血性脑卒中的重要病因学意义。

在各种类型的血脂异常中，研究显示低密度脂蛋白胆固醇（LDL-C）或 TC 升高为特点的血脂异常是动脉粥样硬化性心血管疾病（atherosclerotic cardiovascular disease，ASCVD）重要的危险因素；降低 LDL-C 水平，可显著减少 ASCVD 的发病及死亡危险。其他类型的血脂异常，如 TG 增高或 HDL-C 降低与 ASCVD 发病危险的升高也存在一定的关联。

（二）调血脂治疗靶点

依据 ASCVD 发病危险采取不同强度干预措施是血脂异常防治的核心策略。在进行危险评估时，已诊断 ASCVD 者直接列为极高危人群。血脂异常尤其是 LDL-C 升高是导致 ASCVD 发生、发展的关键因素。大量临床研究反复证实，无论采取何种药物或措施，只要能使血清 LDL-C 水平下降，就可稳定、延缓或消退动脉粥样硬化病变，并能显著减少 ASCVD 的发生率、致残率和死亡率。国内外血脂异常防治指南均强调，LDL-C 在 ASCVD 发病中起着核心作用，提倡以降低血清 LDL-C 水平来防控 ASCVD 危险。所以，推荐以 LDL-C 为首要干预靶点，高 TG 血症患者体内有残粒脂蛋白升高，很可能具有致动脉粥样硬化作用，也需要干预。

（三）调血脂治疗达标值

SPARCL 研究纳入 4 731 例发生过脑卒中或者 TIA 并且 LDL-C 水平在 2.63 ~ 4.99mmol/L 的患者随机接受阿托伐他汀 80mg/d 或者安慰剂治疗，随访 4.9 年后，分别有 11.2% 和 13.1% 的患者发生了脑卒中，阿托伐他汀降血脂治疗使 5 年脑卒中风险下降了 2.2%，相应的主要心血管事件风险下降了 3.5%。虽然他汀类药物治疗组患者出血性脑卒中的风险有所增加，但致死性出血性脑卒中则没有明显增加。

因此，2014 年 AHA/ASA 关于脑卒中的二级预防的指南中指出降血脂治疗可遵循以下原则：①缺血性脑卒中或 TIA 患者，如有动脉粥样硬化证据，LDL-C ≥ 2.6mmol/L（100mg/dl），并且无冠心病史，推荐用有强化降血脂效果的他汀类药物治疗以减少脑卒中发生风险（Ⅰ级推荐，B级证据）；②动脉粥样硬化相关性缺血性脑卒中或 TIA 患者，如无冠心病史，将 LDL-C 降低 50% 或将目标 LDL-C 水平降至 < 1.8mmol/L（70mg/dl），以取得最大获益（Ⅱa级推荐，B级证据）；

③缺血性脑卒中或 TIA 患者，如胆固醇高，或者同时患有冠心病，应当根据 NCEP Ⅲ 指南改变生活方式、饮食指南和用药建议（Ⅰ级推荐，A 级证据）；④缺血性脑卒中或 TIA 患者，如 HDL-C 低，可以考虑用烟酸或吉非贝齐治疗（Ⅱb 级推荐，B 级证据）。

（四）脂代谢异常的治疗药物

所有血脂异常患者都应该进行饮食控制和治疗性生活方式干预，在此基础之上，如果血脂仍然异常，则可加用降血脂药物治疗。

1. **他汀类药物** 也称为三羟甲基戊二酰 - 辅酶 A（HMG-CoA）还原酶抑制剂，能够抑制胆固醇合成限速酶 HMG-CoA，减少胆固醇合成，继而上调细胞表面 LDL 受体，加速血清 LDL 分解代谢。还可以抑制肝内 VLDL 合成。他汀类药物降低 TC 和 LDL-C 作用较明显，同时也降低 TG 和升高 HDL-C。因此，主要用于高胆固醇血症，对轻中度高甘油三酯血症也有一定疗效。他汀类药物的问世在心脑血管疾病防治史上有里程碑式的意义。SPARCL 研究显示出他汀类药物在缺血性脑卒中二级预防中有显著获益。此类药物常用的有阿托伐他汀、瑞舒伐他汀、洛伐他汀、辛伐他汀、普伐他汀等。除阿托伐他汀可在任何时间服用外，其余均在睡前 1 次口服。主要不良反应：转氨酶升高、血清肌酸激酶升高、肌肉疼痛，严重者可以出现横纹肌溶解、急性肾衰竭。此类药物不宜应用于妊娠期妇女、哺乳期妇女及儿童。

2. **胆固醇吸收抑制剂** 依折麦布能有效抑制肠道

内胆固醇的吸收，推荐剂量是 10mg/d。IMPROVE-IT 研究显示依折麦布能够降低心血管事件。依折麦布的安全性和耐受性良好，不良反应轻微，且多为一过性，主要表现为头痛和消化道症状。依折麦布与他汀类药物联用也可发生转氨酶增高和肌痛等副作用，禁用于妊娠期和哺乳期妇女。

3. **烟酸类**　此类药物剂量超过维生素作用的剂量时，有明显的降血脂作用。可降低 TC、TG、LDL-C。主要不良反应：颜面潮红、瘙痒、胃肠道症状。严重的可以使消化性溃疡恶化。阿昔莫司较常用，降低血清甘油三酯的作用比降低胆固醇强。

4. **贝特类**　贝特类药物通过激活过氧化物酶体增殖物激活受体 α（peroxisome proliferator activated receptor -α，PPARα）和激活脂蛋白脂酶（lipoprotein lipase，LPL）而降低血清 TG 水平和升高 HDL-C 水平。常用的贝特类药物有：非诺贝特片每次 0.1g，3 次/d；吉非贝齐每次 0.6g，2 次/d；苯扎贝特每次 0.2g，3 次/d。常见不良反应与他汀类药物类似，包括肝、肌肉和肾毒性等。临床试验结果提示贝特类药物能使高 TG 伴低 HDL-C 人群心血管事件危险降低 10% 左右，以降低非致死性心肌梗死和冠状动脉血运重建术为主，对心血管死亡、致死性心肌梗死或脑卒中无明显影响。

5. **高纯度鱼油制剂**　鱼油主要成分为 n-3 脂肪酸，即 ω-3 脂肪酸。常用剂量为每次 0.5～1.0g，3 次/d，主要用于治疗高 TG 血症。不良反应少见，发生率为

2%～3%，包括消化道症状，少数病例出现转氨酶或肌酸激酶轻度升高，偶见出血倾向。早期有临床研究显示高纯度鱼油制剂可降低心血管事件，但未被随后的临床试验证实。

【推荐意见】

1. 对于非心源性缺血性脑卒中或 TIA 患者，无论是否伴有其它动脉粥样硬化证据，推荐予高强度他汀类药物长期治疗以减少脑卒中和心血管事件风险（Ⅰ级推荐，A 级证据）。有证据表明，当 LDL-C 下降≥50% 或 LDL < 1.8mmol/L（70mg/dl）时，二级预防更有效（Ⅱ级推荐，B 级证据）。

2. 对于 LDL-C ≥ 2.6mmol/L（100mg/dl）的非心源性脑缺血性卒中或 TIA 患者，推荐强化他汀类药物治疗以降低脑卒中和心血管事件风险（Ⅰ级推荐，A 级证据）；对于 LDL-C < 2.6mmol/L（100mg/dl）的缺血性脑卒中/TIA 患者，目前尚缺乏证据，推荐强化他汀类药物治疗（Ⅱ级推荐，C 级证据）。

3. 由颅内大动脉粥样硬化性狭窄（狭窄率 70%～99%）导致的缺血性脑卒中或 TIA 患者，推荐高强度他汀类药物长期治疗以减少脑卒中和心血管事件风险，推荐目标值为 LDL-C ≤ 1.8mmol/L（70mg/dl；Ⅰ级推荐，B 级证据）。颅外大动脉狭窄导致的缺血性脑卒中或 TIA 患者，推荐高强度他汀类药物长期治疗以减少脑卒中和心血管事件（Ⅰ级推荐，B 级证据）。

4. 长期使用他汀类药物治疗总体上是安全的。有脑出血病史的非心源性缺血性脑卒中或 TIA 患者应权衡风险和获益合理使用（Ⅱ级推荐，B级证据）。

5. 他汀类药物治疗期间，应结合患者临床表现监测可能的不良反应；如果监测指标持续异常并排除其他影响因素，或出现指标异常相应的临床表现，应及时减药或停药观察（参考：肝酶超过3倍正常上限，肌酶超过5倍正常上限，停药观察）；老年人或合并严重脏器功能不全患者，初始剂量不宜过大，并加强监测（Ⅱ级推荐，B级证据）。

三、糖尿病治疗

（一）概述

糖尿病是一组由遗传因素、免疫功能紊乱、微生物感染及其毒素、自由基毒素、精神因素等各种致病因子相互作用所引起的以血中葡萄糖水平增高为基本特征的代谢性疾病。因胰岛素分泌和／或胰岛素作用的缺陷导致胰岛功能减退、胰岛素抵抗（insulin resistance，IR）等，引起碳水化合物、蛋白质和脂肪等代谢异常。久病可引起多个系统损害，导致血管、心脏、神经、肾、眼等组织的慢性进行性病变，病情严重或应激时可发生急性代谢紊乱。威胁糖尿病患者生命最严重的病理为心血管病变，约70%的患者死于心血管性病变的各种并发症。

流行病学研究表明糖尿病是缺血性脑卒中的独立危险因素，2型糖尿病患者发生脑卒中的危险性增加2倍。1999年国内通过对"首钢"923例糖尿病患者1∶1配对研究，分析调查脑血管病的危险因素，发现糖尿病使脑卒中的患病危险增加 2.6 倍，其中缺血性脑卒中的危险比对照组增加了 3.6 倍。因此，良好控制血糖对于减少脑卒中的发生具有重要意义。

（二）糖尿病的治疗策略

在脑卒中的一级预防方面，血糖控制对于大血管病变如脑卒中等具有保护作用。较之一级预防，关于糖尿病和再发脑卒中之间关系的研究表明血糖控制不良和脑卒中的复发之间具有相关性。基于人群的研究表明糖尿病是再发脑卒中的独立危险因素，9.1% 的再发脑卒中可以归因于糖尿病。脑卒中队列的研究也发现糖尿病和多发腔隙性脑梗死相关。脑血管病的病情轻重和预后与糖尿病患者血糖水平及病情控制程度有关。因此，对脑卒中患者同样应重视对糖尿病的有效控制。

但是，强化控制血糖并不能使脑卒中患者进一步受益。在有脑血管疾病、脑卒中和其他血管疾病危险因素的患者中强化降血糖的两项随机临床试验（ACCORD 研究、ADVANCE 研究）均未证实强化降血糖（HbA1c 目标值在 6.0% ~ 6.5% 以下）可以降低脑血管疾病和死亡事件的发生率，因此，这些研究提示对于有脑血管疾病病史或者血管疾病危险因素的患者来说 HbA1c 应控制在 6.5% 以上。

另外，对于糖尿病合并高血压患者，强化的降压治疗也能显著降低心肌梗死、脑卒中、周围血管病和死亡等终点事件的风险，并且有流行病学分析提示，在血压降至 120/80mmHg 以下时，心血管疾病的风险还将会继续下降。CARDS 研究显示，LDL-C 水平 < 160mg/L 并且有视网膜病变、蛋白尿、吸烟或者高血压其中至少一个危险因素的 2 型糖尿病患者，其使用他汀类药物降血脂治疗可以降低脑卒中的发生率。

【推荐意见】

1. 缺血性脑卒中/TIA 患者中糖代谢异常的患病率高，糖尿病和糖尿病前期是缺血性脑卒中患者脑卒中复发或死亡的独立危险因素，临床医师应提高对缺血性脑卒中/TIA 患者血糖管理的重视（Ⅱ级推荐，B 级证据）。

2. 缺血性脑卒中或 TIA 后，所有患者均应接受空腹血糖、糖化血红蛋白或口服葡萄糖耐量试验来筛查糖尿病。筛查方法和时机的选择应根据临床判断，应注意疾病急性期对血糖检测可能产生的影响。在临床事件刚刚发生后，HbA1c 与其他筛查方法相比可能更准确（Ⅱ级推荐，B 级证据）。

3. 对糖尿病或糖尿病前期患者进行生活方式和/或药物干预能减少包括缺血性脑卒中/TIA 在内的大血管事件。一般情况下，建议 HbA1c 治疗目标为 < 7.0%（Ⅱ级推荐，B 级证据）。降糖方案应充分考虑患者自身的情况和药物安全性，制订个体化的血糖控制目标，要警惕低血糖事件带来的危害，避免发生低血糖（Ⅱ级推荐，B 级证据）。

4. 缺血性脑卒中/TIA 患者在控制血糖的同时，还应对患者其他危险因素进行综合管理（Ⅱ级推荐，B 级证据）。

（三）血糖控制措施

为达到以上目标需控制饮食，减轻和避免肥胖，进行适当体力活动，在生活方式干预的基础之上，如果血糖仍高时，可合理加用口服降血糖药物或注射胰岛素。

1. 磺酰脲类 磺酰脲类药物通过作用于胰岛 B 细胞表面受体促进胰岛素释放，其降血糖作用有赖于尚存在相当数量（30% 以上）有功能的胰岛 B 细胞组织。一般应用于早期 2 型糖尿病患者，对于病程较长、胰岛功能几乎完全丧失的 2 型糖尿病及青少年起病的 1 型糖尿病患者，使用该药不但无效，而且可加重胰岛功能的耗竭。此类药物主要有第一代如甲苯磺丁脲、氯磺丙脲等；第二代如格列本脲、格列吡嗪、格列齐特、格列波脲、格列喹酮等；第三代如格列美脲等。

2. 格列奈类 格列奈类药物是一种非磺酰脲类促胰岛素分泌剂，通过与胰岛 B 细胞膜上的磺酰脲受体结合，刺激胰腺在进餐后更快、更多地分泌胰岛素，从而有效地控制餐后高血糖。格列奈类药物与磺酰脲受体结合与解离较快，因此能改善胰岛素早时相分泌，减轻胰岛 B 细胞负担，减轻后期代偿性高胰岛素血症，不会引起胰岛 B 细胞功能衰竭。用于经饮食治疗仍不能有效控制血糖的 2 型糖尿病患者。可与二甲双胍、格列酮类或 α- 糖苷酶抑制剂合用，对控制血糖有协同作用。格列奈类药物的不良反应较少见，主要有低血糖、肝功能异常、过敏反应、胃肠道反应、头晕、头痛等。本药于餐前即刻服用。进餐时服药，不进餐时不服药。此类药物主要有瑞格列奈、那格列奈、米格列奈等。

3. 双胍类 双胍类药物，如二甲双胍、丁福明等是肥胖的糖尿病患者有效的一线用药。此类药物通过抑制肠道对葡萄糖的吸收，减少肝糖原异生，减少葡萄糖来源，增强组织对葡萄糖的摄取和利用，增强胰岛素敏感性，抑制胰高血糖素的释放。因此它对胰岛功能正常或已丧失的糖尿病患者均有降血糖作用，但不能降低正常人的血糖。适应于肥胖型2型糖尿病经饮食和运动疗法仍未达标者，作为首选降血糖药；对于非肥胖型2型糖尿病患者与磺酰脲类药联用以增强降血糖效应；对于1型糖尿病患者与胰岛素联用，可增强胰岛素作用，减少胰岛素剂量；在不稳定型（脆型）糖尿病患者中应用，可使血糖波动性下降，有利于血糖的控制。双胍类降血糖药的不良反应是胃肠道反应，表现为食欲减退、腹泻、口中有金属味或疲倦、体重减轻等。双胍类降血糖药最严重的副作用就是乳酸性酸中毒。如果胃肠道反应较重，可改在餐前或餐后服用。

4. 噻唑烷二酮类 为胰岛素增敏剂，代表药物是罗格列酮、吡格列酮等。该类药物与体内受体结合后激活，从而改善2型糖尿病患者的胰岛素抵抗、高胰岛素血症和高糖血症代谢紊乱，与此同时，这一类药物在降压、调节脂质代谢、抑制炎症反应、抗动脉粥样硬化及对肾的保护方面也显示了作用。能明显增强机体组织对胰岛素的敏感性，改善胰岛B细胞功能，实现对血糖的长期控制，以此降低糖尿病并发症的风险。主要适应于 2 型糖尿病患者，其不良反应主要有：肝功能异常，水肿，体重增加，轻、中度的贫血。罗格列酮可以导致液体潴留和心力衰竭，并可能导致心肌梗死和心血管源性死亡风险的增加，所以应慎用。

吡格列酮用于 2 型糖尿病合并大血管病变患者的 PROactive 研究显示，虽然吡格列酮组在主要终点事件如全因死亡和脑血管事件的发生率上没有显著地下降，但是，在既往有脑卒中病史的患者中，吡格列酮却可以明显地降低再发脑卒中的风险，相对风险下降达到 47%，其他终点事件如脑卒中、心肌梗死和血管性死亡的相对风险下降达到 28%。

5. α- 葡糖苷酶抑制剂 α- 葡糖苷酶抑制剂是一类以延缓肠道碳水化合物吸收而达到治疗糖尿病的口服降血糖药物，适用于餐后血糖高的患者。主要的不良反应是胃肠道反应、乏力、头痛、眩晕，皮肤瘙痒或皮疹等较少见。合用其他降血糖药，如胰岛素、磺酰脲类或二甲双胍类药物时有发生低血糖的可能。临床上常用的 α- 葡糖苷酶抑制剂类降血糖药主要有阿卡波糖、伏格列波糖、米格列醇等。

6. **胰岛素** 胰岛素是由胰岛 B 细胞受内源性或外源性物质，如葡萄糖、乳糖、核糖、精氨酸、胰高血糖素等的刺激而分泌的一种蛋白质激素。胰岛素是机体内唯一降低血糖的激素，也是唯一同时促进糖原、脂肪、蛋白质合成的激素。胰岛素的主要生理作用是调节代谢过程。促进组织细胞对葡萄糖的摄取和利用，促进糖原合成，抑制糖异生，使血糖降低；对脂肪代谢，促进脂肪酸合成和脂肪贮存，减少脂肪分解；促进氨基酸进入细胞，促进蛋白质合成的各个环节以增加蛋白质合成。

胰岛素主要用于糖尿病，特别是1型糖尿病：①重型、消瘦、营养不良者；②轻、中型经饮食和口服降血糖药治疗无效者；③合并严重代谢紊乱（如酮症酸中毒、高渗性昏迷或乳酸酸中毒）、重度感染、消耗性疾病（如肺结核、肝硬化）和进行性视网膜、肾、神经等病变及急性心肌梗死、脑血管意外者；④合并妊娠、分娩及大手术者。

因患者的胰岛素需要量受饮食热量和成分、病情轻重和稳定性、胖瘦、体力活动强度、胰岛素抗体及受体的数目和亲和力等因素影响，使用剂量应个体化。

四、缺血性脑卒中／短暂性脑缺血发作的其他危险因素

（一）吸烟

多项研究证实，吸烟和被动吸烟（或称二手烟）均为首次脑卒中的明确危险因素。在我国不吸烟的女性中，发生脑卒中的风险与其丈夫吸烟所带来的被动吸烟密切相关。研究已证实，戒烟有助于脑卒中风险的下降。关于戒烟方式的选择，劝告、行为干预、药物干预以及联合干预对于吸烟者戒烟均可能是有效的。但是，目前关于吸烟与脑卒中复发的相关性研究仍很少。心血管健康研究（Cardiovascular Health Study，

CHS）发现，吸烟与老年人脑卒中复发风险增加显著相关。尚无临床研究证明戒烟是否有助于脑卒中或 TIA 患者降低脑卒中复发风险。

【推荐意见】

1. 建议有吸烟史的缺血性脑卒中或 TIA 患者戒烟（Ⅰ级推荐，A 级证据）。

2. 建议缺血性脑卒中或 TIA 患者避免被动吸烟，远离吸烟场所（Ⅱ级推荐，B 级证据）。

3. 可能有效的戒烟手段包括劝告、尼古丁替代产品或口服戒烟药物（Ⅱ级推荐，B 级证据）。

（二）睡眠呼吸暂停

阻塞性睡眠呼吸暂停是脑卒中的危险因素。一项荟萃分析结果显示脑卒中或 TIA 患者合并睡眠呼吸暂停的比例为 43%～93%，其中最常见的是阻塞性睡眠呼吸暂停。脑卒中患者合并睡眠呼吸暂停的死亡率及残疾率均显著增加。因此，推荐对合并有睡眠呼吸事件的脑卒中或 TIA 患者进行多导睡眠图的监测。治疗睡眠呼吸暂停的方法首选持续正压通气（continuous positive airways pressure，CPAP），但是目前对于 CPAP 治疗脑卒中后合并睡眠呼吸暂停有效性的 RCT 相对较少，且结论并不一致。对于脑卒中急性期使用 CPAP 的患者可以改善预后，而针对亚急性期使用 CPAP 的效果仍存在争议。

【推荐意见】

1. 鼓励有条件的医疗单位对缺血性脑卒中或 TIA 患者进行睡眠呼吸监测（Ⅱ级推荐，B 级证据）。

2. 使用 CPAP 可以改善合并睡眠呼吸暂停的脑卒中患者的预后，可考虑对这些患者进行 CPAP 治疗（Ⅱ级推荐，B 级证据）。

（三）高同型半胱氨酸血症

高同型半胱氨酸血症可增加脑卒中的发生风险，研究显示高同型半胱氨酸血症增加脑卒中的风险 2 倍左右。大量研究表明，血浆同型半胱氨酸水平与发生心脑血管事件的风险呈正相关。

在中国 6 个中心进行的一项病例对照研究共纳入 1 823 例脑卒中患者和 1 832 例对照者，结果表明高同型半胱氨酸血症人群（≥ 16μmol/L）脑卒中风险增加了 87%；进一步随访研究（中位数：4.5 年）证实，高同型半胱氨酸血症患者脑卒中复发率和全因死亡率均显著升高。

另一项由 Sun Y 等组织的前瞻性研究共观察 2 009 例基线无心脑血管疾病和癌症的中国受试者，随访 11.95 年（中位数：1994—2007 年），结果表明同型半胱氨酸大于 9.47μmol/L 的受试者其心脑血管事件发生风险增加 2.3 倍，同型半胱氨酸大于 11.84μmol/L 的受试者其死亡风险增加 2.4 倍。

虽然高同型半胱氨酸血症增加脑卒中发生风险，但降同型半胱氨酸治疗是否有效，各研究结论不一致，目前尚无定论。维生素预防脑卒中研究（the VITAmins TO Prevent Stroke trial，VITATOPS）显示，膳食中补充维生素 B_9、B_{12} 和 B_6 能够使血浆中同型半胱氨酸水平降低 25%，但是否在脑卒中二级预防中有效尚没有得到验证。而另一项荟萃分析表明，补充叶酸降低血浆同型半胱氨酸水平总体上能够使脑卒中风险下降 18%，在服用叶酸超过 36 个月、同型半胱氨酸降低超过 20% 未强化叶酸的人群中更为显著。

【推荐意见】

对近期发生缺血性脑卒中或 TIA 且血浆同型半胱氨酸轻度到中度增高的患者，补充叶酸、维生素 B_6 及维生素 B_{12} 可降低同型半胱氨酸水平。尚无足够证据支持降低同型半胱氨酸水平能够减少脑卒中的复发风险（Ⅱ级推荐，B 级证据）。

参 考 文 献

[1] 中华医学会神经病学分会, 中华医学会神经病学分会脑血管病学组. 中国缺血性脑卒中和短暂性脑缺血发作二级预防指南 2014[J]. 中华神经科杂志, 2015, 48(4):258-268.

[2] KERNAN W N, OVBIAGELE B, BLACK H R, et al; American Heart Association Stroke Council, Council on Cardiovascular and Stroke Nursing, Council on Clinical Cardiology, and Council on Peripheral Vascular Disease. Guidelines for the prevention of stroke in patients with stroke and transient ischemic attack: a guideline for healthcare professionals from the American Heart Association/American Stroke Association[J]. Stroke, 2014, 45(7):2160-2236.

[3] CAPRIE Steering Committee. A randomized, blinded, trial of clopidogrel versus aspirin in patients at risk of ischaemic events (CAPRIE)[J]. Lancet, 1996, 348:1329-1339.

[4] SACCO R L, DIENER H C, YUSUF S, et al. Aspirin and extendedrelease dipyridamole versus clopidogrel for recurrent stroke[J]. N Engl J Med, 2008, 359:1238-1251.

[5] SHINOHARA Y, KATAYAMA Y, UCHIYAMA S, et al. Cilostazol for

prevention of secondary stroke (CSPS 2): an aspirin-controlled, double-blind, randomised non inferiority trial[J]. Lancet Neurol, 2010, 9:959-968.

[6] The ESPRIT Study Group. Aspirin plus dipyridamole versus aspirin alone after cerebral ischaemia of arterial origin (ESPRIT): randomized controlled trial[J]. Lancet, 2006, 367:1665-1673.

[7] DIENER H C, BOGOUSSLAVSKY J, BRASS L M, et al. On behalf of the MATCH investigators. Aspirin and clopidogrel compared with clopidogrel alone after ischaemic stroke or transient ischaemic attack in high-risk patients (MATCH): randomized, double-blind, placebo-controlled trial[J]. Lancet, 2004, 364:331-337.

[8] KENNEDY J, HILL M D, RYCKBORST K J, et al. Fast assessment of stroke and transient ischaemic attack to prevent early recurrence (FASTER): a randomised controlled pilot trial[J]. Lancet Neurol, 2007, 6:961-969.

[9] HUANG Y, CHENG Y, YANSHENG L, et al. Cilostazol as an alternative to aspirin after ischaemic stroke: a randomized, double-blind, pilot study[J]. Lancet Neurology, 2008, 7:494-499.

[10] WANG Y, WANG Y, ZHAO X, et al; CHANCE Investigators. Clopidogrel with aspirin in acute minor stroke or transient ischemic attack[J]. N Engl J Med, 2013, 369(1):11-19.

[11] The ESPRIT Study Group. Aspirin plus dipyridamole versus aspirin alone after cerebral ischaemia of arterial origin (ESPRIT): randomized controlled trial[J]. Lancet, 2006, 367:1665-1673.

[12] DI BIASE L. Use of Direct Oral Anticoagulants in Patients With Atrial Fibrillation and Valvular Heart Lesions[J]. J Am Heart Assoc, 2016, 5(2): e002776.

[13] CONNOLLY S, POGUE J, HART R, et al. Clopidogrel plus aspirin versus oral anticoagulation for atrial fibrillation in the Atrial fibrillation Clopidogrel Trial with Irbesartan for prevention of Vascular Events (ACTIVE W): a randomised controlled trial[J]. Lancet, 2006, 367:1903-1912.

[14] CONNOLLY S J, POGUE J, HART R G, et al. Effect of clopidogrel added to aspirin in patients with atrial fibrillation[J]. N Engl J Med, 2009, 360:2066-2078.

[15] BONOW R O,CARABELLO B A,KANU C,et al. ACC/AHA 2006 guidelines for the management of patients with valvular heart disease:a report of the American College of Cardiology/American Heart Association Task Force on Practice Guidelines(writing committee to revise the 1998 Guidelines for the Management of Patients With Valvular Heart Disease):developed in collaboration with the Society of Cardiovascular Anesthesiologists: endorsed by the Society for Cardio-vascular Angiography and Interventions and the Society of Thoracic Surgeons[J]. Circulation, 2006, 114(5): e84-231.

[16] EZEKOWITZ M D, NAGARAKANTI R, NOACK H, et al. Comparison of dabigatran and warfarin in patients with atrial fibrillation and valvular heart disease: the RE-LY Trial (Randomized Evaluation of Long-Term Anticoagulant Therapy) [J]. Circulation, 2016, 134:589-598.

[17] PAN K L, SINGER D E, OVBIAGELE B, et al. Effects of Non-Vitamin K Antagonist Oral Anticoagulants Versus Warfarin in Patients With Atrial Fibrillation and Valvular Heart Disease: A Systematic Review and Meta-Analysis. J Am Heart Assoc, 2017, 6(7): e005835.

[18] 症状性颅内动脉粥样硬化性狭窄血管内治疗专家共识组 . 症状性颅内动脉粥样硬化性狭窄血管内治疗中国专家共识 [J]. 中华内科杂志 , 2013, 52(3):271-275.

[19] 中华预防医学会卒中预防与控制专业委员会脑血管病介入学组 . 症状性动脉粥样硬化性椎动脉起始部狭窄血管内治疗中国专家共识 [J]. 中华医学杂志 , 2015, 95(9):648-653.

[20] MIAO Z, ZHANG Y, SHUAI J, et al; Study Group of Registry Study of Stenting for Symptomatic Intracranial Artery Stenosis in China. Thirty-Day Outcome of a Multicenter Registry Study of Stenting for Symptomatic Intracranial Artery Stenosis in China[J]. Stroke, 2015, 46(10):2822-2829.

[21] BROTT T G, HOWARD G, ROUBIN G S, et al. Long-Term Results of Stenting versus Endarterectomy for Carotid-Artery Stenosis[J]. N Engl J Med, 2016, 374(11):1021-1031.

[22] MOJADIDI M K, ZAMAN M O, ELGENDY I Y, et al. Cryptogenic Stroke and Patent Foramen Ovale[J]. J Am Coll Cardiol, 2018, 71(9):1035-1043.

[23] ABDELGHANI M, EL-SHEDOUDY S, NASSIF M, et al. Management of Patients with Patent Foramen Ovale and Cryptogenic Stroke: An Update[J]. Cardiology, 2019, 143(1):62-72.

[24] CROALL I D, TOZER D J, MOYNIHAN B, et al. Effect of Standard vs Intensive Blood Pressure Control on Cerebral Blood Flow in Small Vessel Disease: The PRESERVE Randomized Clinical Trial[J]. JAMA Neurology, 2018, 75(6):720-727.

[25] YUSUF S, DIENER H C, SACCO R L, et al. Telmisartan to prevent recurrent stroke and cardiovascular events[J]. N Engl J Med, 2008, 359:1225-1237.

[26] PEZZINI A, ZOTTO E, PADOVANI A. Homocysteine and cerebral ischemia: pathogenic and therapeutical implications[J]. Curr Med Chem, 2007, 14(3):249-263.

[27] 中国高血压防治指南修订委员会, 高血压联盟 (中国) 中华医学会心血管病学分会, 中国医师协会高血压专业委员会, 等 . 中国高血压防治指南 (2018 年修订版)[J]. 中国心血管杂志 , 2019, 24(1): 24-56.

[28] 中国老年医学学会高血压分会, 国家老年疾病临床医学研究中心中国老年心血管病防治联盟 . 中国老年高血压管理指南 2019[J]. 中国心血管杂志 , 2019, 24(1):1-23.

[29] LIU L, WANG Z, GONG L, et al. Blood pressure reduction for the secondary prevention of stroke: a Chinese trial and a systematic review of the literature[J]. Hypertens Res, 2009, 32(11):1032-1040.

[30] LEE M, OVBIAGELE B, HONG K S, et al. Effect of blood pressure lowering in early ischemic stroke: Meta-Analysis [J]. Stroke, 2015, 46(7): 1883-1889.

[31] 中国成人血脂异常防治指南制订联合委员会. 中国成人血脂异常防治指南 (2016 年修订版)[J]. 中国循环杂志 ,2016, 31(10):937-953.

[32] BANG O Y, SAVER J L, LIEBESKIND D S, et al. Association of serum lipid indices with large artery atherosclerotic stroke[J]. Neurology, 2008, 70:841-847.

[33] SANOSSIAN N, SAVER J L, NAVAB M, et al. High-density lipoprotein cholesterol: an emerging target for stroke treatment[J]. Stroke, 2007, 38:1104-1109.

[34] AMARENCO P, BOGOUSSLAVSKY J, CALLAHAN A S, et al. Design and baseline characteristics of the stroke prevention by aggressive reduction in cholesterol levels (SPARCL)study[J]. Cerebrovasc Dis, 2003, 16:389-395.

[35] SZAREK M, AMARENCO P, CALLAHAN A, et al. Atorvastatin Reduces First and Subsequent Vascular Events Across Vascular Territories: The SPARCL Trial[J]. J Am Coll Cardiol, 2020, 75(17):2110-2118.

[36] AMARENCO P, KIM J S, LABREUCHE J, et al. Benefit of Targeting a LDL (Low-Density Lipoprotein) Cholesterol <70 mg/dL During 5 Years After Ischemic Stroke[J]. Stroke, 2020, 51(4):1231-1239.

[37] GRUNDY S M, STONE N J, BAILEY A L, et al. Guideline on the Management of Blood Cholesterol: A Report of the American College of Cardiology/American Heart Association Task Force on Clinical Practice Guidelines[J]. Circulation, 2019, 139(25):e1082-e1143.

[38] 中华医学会糖尿病学分会 . 中国 2 型糖尿病防治指南 (2017 年版)[J]. 中国实用内科杂志 , 2018, 38(04):292-344.

[39] ZOUNGAS S, DE GALAN B E, NINOMIYA T, et al. Combined effects of routine blood pressure lowering and intensive glucose control on macrovascular and microvascular outcomes in patients with type 2 diabetes: New results from the ADVANCE trial. Diabetes Care, 2009, 32(11):2068-2074.

[40] WILCOX R, BOUSSER M G, BETTERIDGE D J, et al. Effects of

pioglitazone in patients with type 2 diabetes with or without previous stroke: results from PROactive (PROspective pioglitAzone Clinical Trial In macro Vascular Events 04) [J]. Stroke, 2007, 38:865-873.

[41] KERNAN W N, VISCOLI C M, FURIE K L. Pioglitazone After Ischemic Stroke or Transient Ischemic Attack[J]. N Engl J Med, 2016, 374(14):1321-1331.

[42] LÉVY P, KOHLER M, MCNICHOLAS W T, et al. Obstructive sleep apnoea syndrome[J]. Nat Rev Dis Primers, 2015, 1:15015.

[43] EPSTEIN K A, VISCOLI C M, SPENCE J D, et al. Smoking cessation and outcome after ischemic stroke or TIA[J]. Neurology, 2017, 89(16):1723-1729.

[44] LI Z, SUN L, ZHANG H, et al. Multicenter Case-Control Study in China. Elevated plasma homocysteine was associated with hemorrhagic and ischemic stroke, but methylenetetrahydrofolate reductase gene C677T polymorphism was a risk factor for thrombotic stroke: a Multicenter Case-Control Study in China[J]. Stroke, 2003, 34:2085-2890.

[45] ZHANG W L, SUN K, CHEN J X. High plasma homocysteine levels contribute to the risk of stroke recurrence and all-cause mortality in a large prospective stroke population[J]. Clinical Science, 2010, 118:187-194.

[46] SUN Y, CHIEN K L, HSU H C, et al. Use of serum homocysteine to predict stroke, coronary heart disease and death in ethnic Chinese. 12-year prospective cohort study[J]. CIRC J, 2009, 73(8):1423-1430.

第五章

出血性脑卒中的治疗

出血性脑卒中包括脑出血和蛛网膜下腔出血。两者治疗方法不同。有内科治疗、外科治疗以及介入治疗，根据不同疾病、不同疾病严重程度选择个体化治疗方案，基于此丛书先前的版本基础，结合中国的脑出血、蛛网膜下腔出血指南和国内外最新研究现状，现分述如下。

第一节　脑出血

脑出血（intracerebral hemorrhage，ICH）是指原发性非外伤性脑实质内出血，在我国占全部脑卒中的18.8% ~ 47.6%，发病率为每年 60/10 万 ~ 80/10 万，发病 30 天内急性期的病死率高达 35% ~ 52%。

脑出血常见病因包括高血压、脑血管畸形、脑淀粉样血管病、溶栓治疗所致脑出血、抗血小板治疗、抗凝治疗所致脑出血、瘤卒中等，高血压性脑出血最常见。脑血管畸形常见于年轻患者。脑淀粉样血管病是中老年脑叶出血常见原因之一。溶栓、抗血小板和抗凝药物治疗可增加脑出血的发生率。其他可引起脑出血的药物有苯丙胺、类麻黄碱、盐酸苯丙醇胺、可卡因等。感染、非炎症性血管炎、静脉血栓、血液透析等也可导致脑出血。

对于脑出血患者，应详细了解既往病史，包括高血压、血液病、肝病、抗凝和抗血小板药物的使用、药物滥用等；进行血常规、凝血功能、肝功能、血小板功能等检查，必要时行脑血管造影检查，明确病因。

一、脑出血患者的急诊诊断与评估

由于脑出血发生后的几小时内病情常急剧恶化，脑出血的快速诊断与精准治疗也就显得尤为重要。超过20%患者在此过程中格拉斯哥昏迷评分（GCS）下降超过2分，若GCS平均下降6分，则病死率大于75%。

院前急救首先应提供呼吸和循环支持并尽快转送到最近的具有诊疗急性卒中患者救治条件的医疗单位；其次，院前急救人员应了解患者的发病时间、病史、服用药物的情况；同时，院前急救人员联系送往医院的急诊科医师，告知该疑似脑出血患者的情况以备急救通道和CT检查等。

临床脑出血确诊需要影像检查帮助，CT对急性出血很敏感，是判断急性出血的金标准；MRI梯度回波（GRE）和磁敏感加权成像（SWI）对识别急性出血也很敏感，而MRI-GRE的T_2加权像对识别早期出血更有价值，由于MRI耗时长，且很多医院急诊没有MRI，CT方便、不受金属、移植物等影响，目前首选CT检查。

血肿扩大指脑出血患者早期颅内血肿因持续活动

性出血而不断扩大的情况，是脑出血不良预后的独立危险因素。血肿扩大为 24 小时内血肿体积比基线 CT 血肿体积增加 33% 或 12.5ml。19%~38% 脑出血患者可出现早期血肿扩大，是病情进展和致残率、死亡率增加的重要先兆。CT 血管造影（CTA）和增强 CT 扫描发现造影剂外溢到血肿内是血肿扩大的重要依据。CT 血管造影的点征可预测血肿早期扩大，其敏感性和特异性分别为 51% 和 85%，因碘对比剂过敏者和肾功能衰竭者应用受限，临床应用难以推广。NCCT 检查最为方便，目前大家意见比较一致的几个 NCCT 征象为：岛征、黑洞征、混合征、血肿内低密度、血肿边缘不规则和混合密度征。它们预测血肿扩大的敏感性、特异性不完全相同。岛征预测的敏感性、特异性分别为 44.7%、98.2%；黑洞征预测的敏感性、特异性分别为 39.3%、95.5%；混合征预测的敏感性、特异性分别为 39.3%、95.5%。另外，如果临床怀疑或者其他检查提示有可引起继发性脑出血的潜在血管病变，应该考虑经导管血管造影。如果血肿部位、组织水肿程度或颅内静脉窦内有异常信号，提示静脉血栓形成，应该考虑 MRI 或 CT 静脉造影。

【推荐意见】

1. 快速影像学检查（CT 或 MRI）鉴别缺血性脑卒中和脑出血（Ⅰ级推荐，A 级证据）。

2. NCCT 的岛征、黑洞征、混合征、血肿内低密度、血肿边缘不规则和混合密度征是预测急性颅内出血血肿扩大的重要影像标志物，NCCT 可作为预测急性颅内出血血肿扩大的检测技术（Ⅱ级推荐，B级证据）。

3. 行CT血管造影和增强CT以筛选具有血肿扩大风险的患者（Ⅱb级推荐，B级证据）。

4. 如果临床表现和影像学检查可疑，CT血管造影、静脉造影、增强CT、增强MRI、MRA、静脉造影对发现潜在器质性病变具有一定价值，包括血管畸形、肿瘤等（Ⅱa级推荐，B级证据）。

二、脑出血的病因治疗

应积极治疗原发疾病，避免继续出血和再出血。

（一）高血压脑出血

在脑出血急性期应合理地调控血压。一项国际性、开放治疗、随机、盲化终点试验（INTERACT2）研究急性脑出血的早期强化降压研究，2 839例（6小时内）自发性脑出血患者随机接受强化降压治疗（1小时内收缩压 < 140mmHg，n=1 399）和指南推荐降压治疗（收缩压 < 180mmHg，n=1 430），结果显示：强化降压治疗明显改善患者预后；积极降压能有效减轻血肿周边水肿；强化降压与指南降压的安全性相当；强化降压与指南降压死亡或严重致残率相当。早期的血压控制不佳，是临床症状加重的重要预测因素。

（二）脑血管畸形

应择期行外科治疗（AVM切除术或栓塞术）或放射治疗。

（三）药物引起的脑出血

1. 立即停止使用溶栓、抗凝等引起脑出血的药物。

2. **尽快纠正 INR** 长期口服华法林患者，静脉注射维生素 K 可在数小时内纠正 INR。也可应用新鲜冰冻血浆（FFP）、浓缩凝血酶原复合物（PCCs）降低 INR。起效较慢、过敏性和传染性输血反应等限制了 FFP 的应用。PCCs 中有凝血因子Ⅸ、Ⅱ、Ⅶ、Ⅹ，能在数分钟内将 INR 降至正常。PCCs 可能增加发生血栓性事件的风险，但不良反应较 FFP 少。重组因子Ⅶa（rFⅦa）虽然可以很快纠正口服抗凝药患者的 INR，但不能补充所有维生素 K 依赖的凝血因子，可能不能促进体内凝血酶生成和凝血功能恢复。

（四）瘤卒中

择期行肿瘤切除术。

（五）脑静脉血栓形成

1. 应积极去除各种诱因，包括纠正脱水、增加血容量、降低血黏度、改善脑血液循环等。积极应用抗生素控制感染，并处理原发感染灶。

2. **抗凝治疗** 急性期静脉滴注肝素或皮下注射低分子肝素进行抗凝治疗；慢性期口服华法林抗凝治疗。即使并发脑出血，也宜进行抗凝治疗。静脉再通后，反而有利于改善脑静脉血栓形成的并发脑出血。

（六）血管炎

感染性血管炎应积极应用抗生素控制感染。非感染性血管炎可应用糖皮质激素或免疫抑制剂治疗。

（七）血液病

针对不同病因，补充缺乏的凝血因子，纠正凝血功能障碍。血小板减少时，应补充血小板。血友病患者，补充凝血因子Ⅷ或Ⅸ。严重凝血因子缺乏或严重血小板减少症患者，应分别接受适当的凝血因子替代治疗或血小板替代治疗（Ⅰ级推荐，C级证据）。

三、脑出血患者的一般住院管理

（一）神经重症监护和神经专科护理

1. **重症监护**　急性脑出血患者的病情变化往往发生在发病后的最初几天内，早期恶化很常见。及时进行早期监护，发现生命体征、神经功能、心肺功能变化，及早对症处理，可改善脑出血患者的转归。临床研究表明，在神经专科重症监护室中进行监护、治疗明显降低脑出血患者的死亡率。因此，在有条件的医疗机构中，应尽可能将脑出血患者收入重症监护室进行监护及神经专科护理。

监护项目包括生命体征、神经功能评估、心电图、血氧饱和度、血糖。接受静脉血管活性药物治疗的患者，考虑进行持续性动脉内压力检测。对GCS评分≤8分、出现脑疝临床表现、重度脑室出血或脑积水的患者，应考虑进行颅内压监测。

2. **神经专科护理**　包括以下项目：

（1）卧床休息：一般应卧床休息2~4周。颅内压升高患者，应抬高床头30°。

（2）避免血压升高的诱因：使患者保持安静。避免不必要的操作，以免刺激患者。非昏迷患者，尽量不行导尿，必要时行临时导尿。可适当应用通便药物，保持大便通畅。患者烦躁不安时，尽早解除病因，必要时可适量应用镇静药。

（3）保持呼吸道通畅：舌后坠者，应尽量侧卧位。肺部感染者，应定时翻身、拍背，及时吸痰。昏迷患者应将头歪向一侧，以利于口腔分泌物或呕吐物流出，并可防止舌根后坠阻塞呼吸道，随时吸出口腔内的分泌物和呕吐物。必要时行气管插管或气管切开。

（4）吸氧：有意识障碍、血氧饱和度下降（<90%）或有缺氧现象（$PaO_2 < 60mmHg$）的患者应给予吸氧。

（5）鼻饲：昏迷或有吞咽困难者在发病第2~3天即应鼻饲。

（6）预防感染：加强口腔护理，及时吸痰，保持呼吸道通畅；留置导尿时应做膀胱冲洗，昏迷患者可酌情用抗生素预防感染。

3. NICU 内脑出血患者需接受的特殊护理

（1）颅内压（ICP）、脑灌注压和血流动力学检测。

（2）制订并执行 ICP、血压、机械通气、发热和血糖管理的治疗方案。

（3）维持气道通畅以及在患者耐受范围内进行适当活动，以预防卧床并发症。

【推荐意见】

脑出血患者的初始监护和管理应在重症监护病房进行，并配备具有神经重症专业知识的医护人员（Ⅰ

级推荐，B级证据）。

（二）血糖管理

不论是否合并糖尿病，脑出血患者入院时高血糖提示具有高死亡率风险和临床预后不佳。另外，高血糖和低血糖均可加重脑水肿。目前，脑出血患者血糖控制的最佳方案及控制目标尚缺乏循证依据，尽量避免低血糖。血糖值可控制在 7.8 ~ 10.0mmol/L。应加强血糖监测并相应处理：血糖超过 10mmol/L 时可给予胰岛素治疗；血糖低于 3.3mmol/L 时，可给予 10% ~ 20% 葡萄糖口服或注射治疗。目标是达到正常血糖水平。

【推荐意见】

应监测血糖，且将血糖控制在正常范围（Ⅰ级推荐，C级证据）。

（三）体温管理

发热可加重脑损伤。发热持续时间是脑出血患者预后的预测因素之一。脑出血时体温升高的机制包括：感染、血肿吸收引起的吸收热、间脑受累引起中枢性高热。应积极预防或治疗感染，给予物理降温或化学降温治疗，使体温降至正常。

亚低温治疗可以减轻脑损伤，但尚无临床证据证明亚低温治疗与脑出血预后之间的关系。

（四）抽搐和抗癫痫药物的应用

脑出血发病 2 周内抽搐发生率为 2.7% ~ 17%，大部分发生于脑出血发病后的早期。但研究表明抽搐与较差的预后和病死率增高并无相关性。只有临床表现抽搐或脑电图捕捉到癫痫样放电的精神状态明显改变的患者，方可应用抗癫痫药物。预防性应用抗癫痫药物的证据仍不充分。

【推荐意见】

抽搐的患者应该使用抗癫痫药物（Ⅰ级推荐，A级证据）。脑出血患者，如果精神状态差与脑损伤程度不成比例，可能需要做动态脑电图监测（Ⅱa级推荐，B级证据）。精神状态改变且脑电图捕捉到癫痫样放电的患者可应用抗癫痫药物（Ⅰ级推荐，C级证据）。不建议预防性应用抗癫痫药物（Ⅲ级推荐，B级证据）。

（五）铁离子

一些研究表明血清铁蛋白水平升高与脑出血患者不良转归及血肿周围水肿体积相关。但目前尚无明确的治疗推荐，还需进一步的研究结果证实。

（六）止血药、抗血小板及预防深静脉血栓形成

高血压脑出血患者，不推荐常规使用止血药物。若有凝血功能障碍，可应用止血药物，常规治疗不超过1周。

【推荐意见】

1. 合并严重凝血因子缺乏或严重血小板减少的患者应该分别给予适当补充凝血因子或血小板（Ⅰ级推荐，C级证据）。

2. INR升高的口服抗凝药物相关脑出血患者，应停用华法林，补充维生素K依赖的凝血因子，并静脉应用维生素K纠正INR（Ⅰ级推荐，C级证据）。

3. 曾经应用抗血小板药物治疗的脑出血患者，输血小板的有效性并不清楚，需要进一步研究（Ⅱb级推荐，B 级证据）。

4. 脑出血患者可行气压疗法联合弹力袜以防止深静脉血栓形成（Ⅰ级推荐，B 级证据）。

5. 如果出血停止，症状发生 1～4 天后活动较少的患者可应用小剂量低分子量肝素或普通肝素皮下注射以预防静脉血栓形成（Ⅱb 级推荐，B 级证据）。

四、脑出血患者的血压管理

脑出血患者发病时血压往往显著升高，且绝大多数比缺血性脑卒中患者血压升高更显著，脑出血血压升高在发病后数天甚至数周仍可维持较高水平。有研究显示，脑出血入院后升高的收缩压和平均动脉压是预测死亡率的重要指标。急性脑出血患者血压升高的确切机制目前仍不明确，目前普遍认同的机制包括神经内分泌系统紊乱和颅内压升高引起的脑自主调节功能障碍。出血后的发热、头痛、癫痫发作、精神心理因素等也会引起血压升高。理论上，血压升高可能会引起血肿扩大或者再出血，超过 1/3 的脑出血患者在发病后 24 小时内出现血肿扩大，导致神经功能恶化和增加病死率。但血压降得过低，可能降低脑灌注压，诱发继发性脑缺血损伤，加重血肿周边水肿。对于脑出血急性期血压的控制应视患者的年龄、既往有无高血压、有无颅内压增高、出血原因、发病时间等情况而定。

自 2007 年 AHA 的脑出血指南发布以来，研究已明确了脑出血的机制和早期降压的安全性，但降压目标、疗程以及早期强力降压对预后的改善效果尚未完全明了，参照其 2017 年的相关指南，一般可遵循下列原则来调控血压：

1. **去除引起血压升高的因素**　稳定患者情绪、降低颅内高压、尽量减少有创性操作、解除患者的各种不适等。

2. **降压指标**（表 5-1）　收缩压 > 200mmHg 或平均动脉压 > 150mmHg 时，应积极进行降血压治疗。收缩压 > 180mmHg 或平均动脉压 > 130mmHg，并且有颅内高压临床表现时，在降颅压治疗的基础上，可考虑平稳地降低血压。在合并心功能不全、主动脉夹层动脉瘤时，应积极降低血压。临床研究表明，脑出血急性期将收缩压控制在 140mmHg 可能是安全的。

表 5-1　自发性脑出血患者降压治疗推荐建议

降压指标	治疗建议
SBP > 200mmHg 或 MAP > 150mmHg	建议持续静脉应用降压药物快速降压，测血压，每 5 分钟一次
SBP > 180mmHg 或 MAP > 130mmHg，且存在颅内高压的可能	应监测颅内压，并间断或持续应用静脉降压药物以降压，保持脑灌注压不低于 60mmHg
SBP > 180mmHg 或 MAP > 130mmHg，且没有颅内高压的证据	可考虑间断或持续应用降压药物温和降压（如可降压至 160/90mmHg 或 MAP 至 110mmHg），监测血压，每 15 分钟一次

注：SBP：收缩压；MAP：平均动脉压。

3. 应平稳地降低血压，避免快速大幅度地降低血压。

4. 脑出血进入恢复期后，应积极治疗高血压，使原有高血压降至合理范围。

5. 应积极纠正低血压，预防发生脑低灌注。

6. 既往高血压病史患者，应考虑患者平常血压控制范围合理调整降压目标。

7. 综合患者个体全身状况调整降压目标。

【推荐意见】

1. 目前推荐在不同情况下的目标血压可参考表 5-1（Ⅱb 级推荐，C 级证据）。

2. 收缩压 150～220mmHg 的住院患者，无急性降压治疗禁忌证的脑出血患者，快速降压至 140mmHg 可能是安全的（Ⅰ 级推荐，A 级证据），并且可能改善患者功能预后（Ⅱb 级推荐，B 级证据）。收缩压 > 220mmHg，密切监测血压情况下持续性的静脉降压是合理的（Ⅱb 级推荐，C 级证据）。

五、降低颅内压

颅内压 >200mmH_2O 时，定义为高颅压。脑室出血后脑积水、血肿及血肿周围水肿的占位效应均可导致颅内压升高，脑疝形成，危及生命，需做早期识别及紧急处理。脑出血后颅高压的发生率可达 67% 以上。颅内压升高也是脑出血患者死亡的主要原因，因此，做好颅内压监测，降低颅内高压为脑出血治疗的重要环节。

（一）颅内压的监测

颅内压升高的临床症状和体征包括头痛、复视、恶心、呕吐、视乳头水肿和颅神经麻痹。可能伴有高血压、心动过缓、呼吸模式不规则、精神和意识状态的改变。当出现颅内压升高表现时，可考虑进行颅内压监测，对于部分高血压性脑出血远期临床转归有益。目前，常用的两种ICP监测方法是脑室内监测和脑实质纤维光学监测。前者不仅可以监测颅内压，还可以进行脑室引流，降低颅内压；后者仅能进行颅内压监测。二者均为有创性ICP监测方法，存在感染、出血、神经功能损伤等并发症，脑室内监测并发症发生率高于脑实质监测。无创性的颅内压测量方法如检测视神经鞘直径、经颅多普勒超声等的准确性和可行性尚在研究阶段。

（二）降低颅内压

1. 呼吸、循环支持治疗。

2. 将床头抬高至30°～45°，颈部正中位置，改善静脉引流。

3. 处理发热，镇痛，大便通畅，维持血钠在正常水平。

4. **使用高渗脱水药物** 甘露醇、甘油果糖，高渗氯化钠注射液等高渗脱水药是最常用的降颅压药物。① 20%甘露醇：125～250ml，每4～6小时1次，疗程7～10天，起效快，脱水作用强，常用于脑疝的抢救，但低血压、急性肾功能损害、电解质紊乱等副作用明显，使用过程可关注尿量，血肌酐，尿素氮等。

②甘油果糖起效慢，脱水作用温和，常与甘露醇联合应用，肾功能损害、电解质紊乱等副作用较少。③尚可酌情选用呋塞米、白蛋白、高渗氯化钠注射液。类固醇激素降颅压效果不如高渗脱水药，且副作用大，不推荐常规用于降颅压治疗，在肿瘤引起的血管源性水肿或其他神经炎症性水肿时可作为首选。应用脱水药时要注意维持水及电解质平衡。

5. 脑积液梗阻导致脑积水者应进行脑室引流，有血肿清除及去骨瓣减压手术指征者转外科治疗。

【推荐意见】

1. 出现以下情况应考虑 ICP 监测和给予相应处理脑出血患者 GCS 评分 ≤ 8、出现小脑幕疝的临床表现、严重脑室出血、脑积水。监测控制颅内压 <20mmHg，建议在脑血流自动调节的基础上保持脑灌注压在 50 ~ 70mmHg（Ⅱb 级推荐，C 级证据）（新建议）。

2. 意识水平下降的脑积水患者可行脑室引流（Ⅱa 级推荐，B 级证据）。

六、脑室内出血的处理

自发性脑出血患者 45% 发生脑室内出血（intraventricular hemorrhage，IVH），IVH 可能是原发或继发的，绝大多数 IVH 继发于高血压性基底核和丘脑出血。尽管置入脑室导管从理论上可以引流脑室内的出血和脑脊液，但是，单用脑室导管效果往往不佳，因为很难保持导管通畅并持续缓慢清除脑室内的出血。因此在 IVH 发病时使用溶栓药物作为脑室导管的辅助手段已经引起了研究人员的广泛兴趣。神经内镜下血肿清除术可能改善 IVH 患者的存活率及功能预后，并且颅内感染及再出血发生率低于单纯的脑室引流和脑室引流结合溶栓药物注入治疗。

【推荐意见】

尽管脑室内应用组织型纤溶酶原激活剂看起来并发症发生率不高，但是这种治疗方法的有效性和安全性仍处于研究阶段（Ⅱb 级推荐，B 级证据）。

七、血肿的清除

脑出血是一种破坏性疾病。百分之六十的幸存者在一年后不能独立工作。脑出血的治疗费用每年约为 127 亿美元。迄今为止，尚无干预措施可明显改善疗效。脑出血患者是否手术及手术时机仍有争议，血肿引流术具有许多理论上的益处，例如可防止肿块效应和脑疝、降低颅内压等。与药物治疗相比，没有足够的证据证明对自发性脑出血患者采取早期手术的一般策略是合理的，国际脑出血的外科手术试验（STICH）和 STICH Ⅱ 研究表明，与最佳的药物治疗方法和必要时的延迟手术相比，自发性幕上出血的实质性血肿患者早期通过手术清除血肿并无临床益处。此外，血肿清除的最佳时机仍不清楚。为每个患者选择个性化治疗仍然非常困难。

脑出血患者的手术方案包括：开颅手术；基于导管的溶栓治疗；内镜疏散；超声裂解。其中开颅手术是研究最多的方法。目前的研究表明，立体定向抽吸术和内镜手术（endoscopic surgery，ES）在自发性幕上性脑出血方面比开颅手术具有明显优势，内镜手术可能更安全有效，血肿清除率更高，并发症和死亡率更低。此外，国外数个研究小组开展了微创的血肿清除技术，把溶栓或内镜吸收血肿与立体定向设备联合起来，但是均未显示可改善临床预后。内镜手术有可能改善预后，但尚未就内镜手术的优势达成共识。内镜手术与其他治疗方法（颅骨切开术，保守治疗和立体定向抽吸术）进行比较，死亡率、不良结局和再出血的差异不明显，但是内镜手术的血肿清除率更高，立体定向抽吸术的手术时间更短。此外，微创手术、微创筋膜旁腔外科手术等已成为脑出血治疗的潜在安全选择。选择手术还是保守治疗仍存在争议，大多数研究都是非随机的和回顾性的，因此众多新兴手术的优势尚未得到证实。

目前脑出血患者手术的指征是：中青年脑出血患者，由于血肿较大，脑疝风险较高，不适宜保守治疗者。早期手术的时机目前尚未达成共识。临床研究发现发病到手术的时间从 4～96 小时不等，从而导致比较不同手术时机对预后的影响相当困难。在急性自发性脑内出血中，通常将血肿体积 > 30ml 作为外科减压的阈值，但没有明确的证据支持。

【推荐意见】

1. 对于大多数脑出血患者而言，手术的作用尚不确定（Ⅱb 级推荐，C 级证据）（新建议）。

2. 小脑出血伴神经功能恶化、脑干受压和／或脑室梗阻致脑积水者应尽快手术清除血肿（Ⅰ级推荐，B级证据）（根据前版修订）。不推荐以脑室引流作为这类患者的初始治疗（Ⅲ级推荐，C级证据）（新建议）。

3. 脑叶出血超过30ml且血肿距皮层表面1cm以内者，可考虑开颅清除幕上血肿（Ⅱb级推荐，B级证据）（根据前版修订）。

4. 利用立体定向或内镜，加或不加溶栓药物，以微创的方式清除血肿，其效果尚不确定，目前正处于研究阶段（Ⅱb级推荐，B级证据）（新建议）。

5. 尽管理论上来看有效，但是无明确证据表明超早期清除幕上血肿可改善临床预后或降低死亡率。早期开颅清除血肿可能增加再出血风险，从而产生负面作用（Ⅲ级推荐，B级证据）。

八、转归预测

目前已有较多研究建立了针对脑出血患者病死率和功能转归的模型，这些分析模型包括年龄、血肿部位及体积、是否合并有脑室出血及出血量等。不采取复苏（do not resuscitate，DNR）与脑出血后死亡风险增加相关。但DNR的适用条件目前尚无统一定论，因此判断时需特别谨慎。专家共识指出如果患者有严重脑卒中、危及生命的脑损伤或重大合并症，则DNR指令是合适的。所以临床医师应谨慎行事，对DNR执行采取更谨慎的判断。

【推荐意见】

1. 建立 DNR 判断至少延迟在脑出血发病后进行全面积极救治的第 2 天（Ⅱa 级推荐，B 级证据）。

2. 除非有明确指征，否则任何患者都应接受合适的内科和外科治疗。

九、预防脑出血的复发

与脑出血复发最具相关性的危险因素是初次出血的部位，这可能与脑叶淀粉样脑血管病的复发有关。另一些与脑出血复发相关的因素包括：年龄、脑出血后抗凝药的应用、本次脑出血之前的脑出血史等。

脑出血后恢复口服抗凝药（OAC）的决策引起了临床医师的广泛争论。口服抗凝药物的脑出血患者预后往往较差，且复发率增高。最近研究发现恢复 OAC 不会增加复发性脑出血的风险，也可以降低全因死亡率的风险；停止 OAC 使患者面临更高的血栓栓塞风险。脑出血后抗凝恢复的最佳时机仍然未知。对于深部半球脑出血患者是否应用抗凝药物尚没有确切定论。鉴于缺乏指导临床决策的高质量证据，临床医师必须谨慎权衡个体患者血栓栓塞和复发性脑出血的风险。抗血小板药物对脑出血复发和严重程度的影响明显小于抗凝药物，提示对于脑出血患者应用抗血小板药物似乎更安全。脑出血后使用抗血小板药物复发性脑出血的风险很小，无法超过抗血小板治疗二级预防所确立的益处，而血压控制不佳则导致更强的风险。

最近，微出血已被确定为导致脑出血的因素之一，影像上没有微出血是强烈预测复发性脑出血风险降低的因素，并且对单次出血事件的患者进行 MRI 检测发现微出血有助于确定进一步的治疗方法。此外，部分研究证实性别与种族亦会导致脑出血复发风险的不同，仍需进一步研究以确定这些差异的驱动因素。

高血压是目前所知预防脑出血复发最重要的可干预因素，最佳血压控制目标还缺乏专门的研究证据，但是目前认可的合理血压是小于 140/90mmHg（合并糖尿病和慢性肾损害者小于 130/80mmHg）。

【推荐意见】

1. 如果基于脑出血患者复发风险分层的评估进行其他管理决策，那么需要考虑与脑出血复发相关的因素为脑叶初次出血、高龄、正在接受抗凝治疗、载脂蛋白 Eε2 或 ε4 等位基因的携带者，以及 MRI 的 T_2 加权梯度回波示多发微出血灶（Ⅱa 级推荐，B 级证据）（新建议）。

2. 脑出血急性期后，如无明显禁忌，建议良好控制血压，尤其对于出血位于高血压性血管病变部位者（Ⅰ级推荐，A 级证据）（新建议）。

3. 脑出血急性期后，推荐血压控制目标是小于 140/90mmHg，合并糖尿病和慢性肾损害者小于 130/80mmHg（Ⅱa 级推荐，B 级证据）（新建议）。

4. 非瓣膜性心房颤动患者，在发生自发性脑叶出血后，由于复发风险高，建议避免长期服用抗凝药物（Ⅱa 级推荐，B 级证据）。可考虑对非脑叶性脑出血患者应用抗凝药物，对所有脑出血患者应用抗血小板药物，尤其是具有这些药物的明确指征时（Ⅰ级推荐，B级证据）（同前版指南）。

5. 避免大量饮酒（Ⅱa级推荐，B级证据）。无充足证据推荐应限制应用他汀类药物或减少体力活动、性活动（Ⅱb级推荐，C级证据）（新建议）。

十、康复治疗

脑出血患者的急性治疗和康复治疗与缺血性脑卒中患者不同。早期康复的研究主要是针对缺血性脑卒中患者进行的，近期国内多项研究表明中国住院患者脑出血后48小时内开始康复可改善卒中后6个月的生存率和功能结局。病情稳定后，宜尽早进行神经功能康复训练。不仅可以改善神经功能，而且可以减少肺部感染、下肢深静脉血栓形成、压疮等并发症的发生。应注意调整患者情绪，患者出现焦虑、抑郁时，可给予抗焦虑、抗抑郁药物治疗。

年轻的脑卒中患者有重返社会的强烈愿望，但关于康复训练项目、强度和预后的研究很少。首都医科大学的一项研究显示，青年组中以卒中为主要类型是出血性脑卒中（59.6%），而中/老年组则以缺血性脑卒中为主（60.0%）。在年轻的脑卒中患者中观察到的主要危险因素是高血压、饮酒、吸烟、高脂血症、高同型半胱氨酸血症、糖尿病、脑卒中的既往史和心脏病。最被接受的康复课程包括理疗、职业治疗、言语治疗、针灸和艾灸。平均康复训练时间为2.5h/d。出院时Barthel指数和改良的Rankin量表评分增加。出院6

个月后，职业和经济满意度下降，家庭生活满意度没有变化。其他生活满意度（如友谊）的程度有所提高。年轻的脑卒中患者经过专业康复后，其残疾程度和功能状态显著改善，但是脑卒中后6个月内重返社会的患者人数仍然很少。

【推荐意见】

所有的脑出血患者都应当接受多方面康复训练（Ⅱa级推荐，B级证据）。如可能，康复应尽早开始并于出院后在社区继续进行，形成良好协作（无缝）项目，以实现早期出院和以家庭为基础的康复来促进恢复（Ⅱa级推荐，B级证据）（新建议）。

第二节　蛛网膜下腔出血

蛛网膜下腔出血（subarachnoid hemorrhage，SAH）是各种原因导致血液流入蛛网膜下腔的统称，临床上可分自发性与外伤性两类，自发性又分为原发性与继发性两种。由各种原因引起软脑膜血管破裂血液流入蛛网膜下腔者称为原发性SAH；因脑实质内出血血液流入蛛网膜下腔者称继发性SAH。临床上一般指的都是原发性自发性SAH，是常见的脑血管疾病之一，其发病率在不同国家和地区有较大差异，总体发病率为每年1/10万～27/10万。世界卫生组织调查显示中国发病率每年约为2/10万，亦有报道为每年6/10万～20/10万。SAH占脑卒中的3%～5%，且在脑卒中导致的死亡中占7%。

自发性 SAH，最常见的病因是颅内动脉瘤破裂，脑基底部囊状动脉瘤破裂所致出血约占 SAH 的 85%；非动脉瘤性 SAH 病因包括：外伤、原发性中脑周围良性出血、脑动静脉畸形、硬脑膜动静脉瘘、颅内动脉夹层、脑底异常血管网病、高血压动脉硬化、凝血机制障碍、镰状细胞贫血、结缔组织病、颅内肿瘤、炎性血管病、感染性疾病、抗凝治疗后、妊娠并发症、垂体卒中、颅内静脉系统血栓等，有少数找不到明确病因。SAH 的诊疗经历了一个逐渐发展的过程，尽管近十几年对 SAH 的诊断方法、血管内和手术治疗技术及围术期管理有了显著的进步，但这些并未改变 SAH 预后较差的结果，其病死率仍高达 45%，存活者亦有很高的残疾率，综合性的管理有望发挥积极的作用。

一、蛛网膜下腔出血患者的急诊评估和术前治疗

青壮年急性起病以头痛、不同程度的意识障碍或呕吐等为首发症状，伴有脑膜刺激征，急救人员应高度怀疑患者发生 SAH，相关处理应有一个标准化的流程。

SAH 的临床表现是医学上最为独特的症状之一。在清醒患者中发生 SAH 的标志性表现是主诉为"生命中最剧烈的头痛"，约 80% 可提供病史的患者均会这样描述。这种头痛的特点是极为突然，并立即达到最大强度（霹雳样头痛）。头痛的部位比较广泛，如出现局限性的疼痛可能提示动脉瘤破裂的位置（如眼眶部的疼痛与眼动脉的动脉瘤相关）。有 10%～43% 的患

者还描述在 SAH 相关性头痛发作前会出现先兆性头痛，疼痛持续数分钟或数小时，机制可能是血液渗漏。这种先兆性头痛会使早期再出血的概率加 10 倍。尽管动脉瘤破裂好发于活动或激动时，但 SAH 可发生于任何时候，包括睡眠中。除了头痛，可能还会伴有 ≥ 1 项下列症状和体征：恶心和 / 或呕吐、颈项强直、背痛、畏光、癫痫、短暂性意识丧失、昏迷、视网膜前 / 玻璃体膜前出血或局灶性神经功能缺损（包括脑神经麻痹）。多达 12% 的患者在接受医疗诊治前死亡。

在 SAH 发病的当天，CT 扫描几乎总可检测到血液在蛛网膜下腔（基底池内）的典型分布状态。因此，如果临床怀疑 SAH，应行颅脑 CT 扫描来明确诊断。现代 CT 技术提供了在 SAH 发病早期检测蛛网膜下腔血液的一种敏感方法。在首次 SAH 发病后，蛛网膜下腔的血液随着时间的推移会出现吸收和再分配，CT 扫描的敏感性也随之降低。在首次 SAH 出血后 5 天，CT 能在约 85% 的患者中检测到蛛网膜下腔高密度影；在 2 周后，检出率则不到 30%。磁共振液体衰减翻转恢复序列在 SAH 急性期敏感性与 CT 相当。而在 SAH 发病后数周内 MRA 明显优于 CTA，从而成为对经过血管内治疗的动脉瘤进行随访的一种可靠工具。但在动脉瘤手术治疗（夹闭）后，磁共振的价值由于金属伪影的存在而降低。对于既往或临床怀疑 SAH 的病例，如果 CT 和 / 或磁共振检查结果为阴性或不能明确诊断，就必须行腰椎穿刺。无色透明的正常脑脊液能排除在最近 2 ~ 3 周内发生过 SAH 的可能。当抽出血性脑脊液时,必须考虑到穿刺出血的可能。与血性脑脊液相比,检测到血液降解导致的黄变对于诊断 SAH 更为可靠,但其特异性不高。血液降解需要数小时,因此推荐在 SAH 发病后 6 ~ 12 小时行腰椎穿刺。

SAH 后血管检查对于明确病因具有重要的意义,全脑血管造影仍然是检测、证实和定位动脉瘤的金标准。在经验丰富的医疗中心,这项有创性检查的并发症发生率 < 0.5%。侵入性较小的检查方法包括 MRA 和 CT 血管造影(CT angiography,CTA)。MRA 是一种安全技术,但敏感性不如数字减影血管造影(digital subtraction angiography,DSA),而且不适用于躁动患者或在 SAH 急性期需要监护的患者。CTA 检查耗时短于 MRA,检测脑动脉瘤的敏感性和特异性分别为 77% ~ 97% 和 87% ~ 100%。不过,其敏感性随着动脉瘤体积的减小而降低:对于微小动脉瘤(< 3mm),CTA 的敏感性为 40% ~ 90%。对于 MRA 而言,也观察到类似的敏感性降低,但对于未破裂动脉瘤,其具有更高的检出率。DSA 在显示微小的畸形血管团方面,较 CTA 或 MRA 更有优势。随着 CTA 和 MRA 技术的进一步改进,预计 DSA 的应用会继续减少。对于 CT 显示蛛网膜下腔血液具有特定分布模式的患者,CTA 与 DSA 基本一致。

对 SAH 患者应首先维持气道通畅、呼吸和循环功能。若患者出现意识障碍、呼吸困难时,应行气管插管,监测心脏情况,避免血压波动,放置胃管以避免误吸。一定要记录可影响患者预后的危险因素,如年龄、高血压史、发病至接诊的时间以及接诊时血压等。目前，有多种评价量表可对 SAH 患者进行评价，包括 Hunt-Hess 分级、Fisher 分级、Glasgow 昏迷评分以及 WFNS、PAASH 分级，急救人员应选择 1 种量表对 SAH 患者进行评估。如果在患者被送往的医院没有专科医师，急救人员应考虑把患者转送至其他医院。

【推荐意见】

1. SAH 是一种常被误诊的急症。对突发剧烈头痛伴脑膜刺激征的患者应高度怀疑其是否存在动脉瘤性 SAH（aSAH）（Ⅰ级推荐，B 级证据）。对怀疑为 SAH 的患者应行 CT 常规扫描检查（Ⅰ级推荐，A 级证据），对 CT 检查阴性者强烈建议经腰椎穿刺行脑脊液实验室检查（Ⅰ级推荐，B 级证据）；对 SAH 患者应考虑进行 CTA 检查。若 CTA 检查发现动脉瘤，其可帮助指导制订动脉瘤治疗方案，但如果 CTA 的结果不能确定诊断，仍推荐完善 DSA 检查（Ⅱb 级推荐，B 级证据）。3D 重建 DSA 技术可以探查 aSAH 患者的动脉瘤（除非动脉瘤在此前已经无创性血管成像诊断明确）及规划进一步治疗（判断动脉瘤是否适于行弹簧圈栓塞术还是快速显微外科手术予以修补）（Ⅰ级推荐，B 级证据）。在 DSA 不能及时实施时，可予 CTA 或 MRA 检查（Ⅱ级推荐，B 级证据）。

2. 对于无明显诱因出现头痛、癫痫或局灶性神经功能障碍的可疑 SAH 患者，建议完善 CT 平扫、CTA 和 / 或 MRI 及 MRA 等检查，必要时行 DSA 检查以排除动脉瘤以外的其他病因（Ⅰ级推荐，B 级证据）。

3. 首次 CTA 或 DSA 未发现动脉瘤或其他责任病灶时，可以在发病后 2~4 周复查血管影像学检查（Ⅲ级推荐，D 级证据）。

4. SAH 评分有助于评估预后及采取不同的治疗手段。SAH 早期应该使用 GCS 等工具进行评价（Ⅱ级推荐，B 级证据）。Hunt-Hess 量表简单方便，临床常用于选择手术时参考。在预后评估方面，PAASH 量表比 WFNS 量表的效能更好（Ⅱ级推荐，B 级证据）。

二、蛛网膜下腔出血后再出血的预防

对于 aSAH 患者，至关重要的急性期治疗是处理责任动脉瘤。动脉瘤再出血有很高的死亡率，幸存者功能较难恢复且预后较差。高达 15% 的患者在初次出血后几小时内再出血，即出血发生在运送患者途中或治疗小组处理颅内动脉瘤之前。首次出血后第 1 天存活的患者，再出血累积风险为 35%~40%，死亡率约为 40%。4 周后再出血的风险下降至每年 3%。

再出血是动脉瘤性 SAH 最严重的并发症，大量出血迅速导致患者死亡。未处理的破裂动脉瘤中，最初 24 小时内至少有 3% 的再出血风险——这一风险有可能更高——有很高的比例在初次发病后立即发生（2~12 小时内）。此后再出血风险第 1 个月是每日 1%~2%，3 个月后的长期风险是每年 3%。再出血的临床表现为急性或加重性头痛、意识水平下降、脑干反射消失、特殊姿势、呼吸停止或癫痫，脑室外引流液增加或脑脊液颜色由清亮变为红色，平扫头部 CT 可确诊再出血。考虑到动脉瘤再出血一般在发病早期发生，应尽可能在发病 72 小时内处理动脉瘤以预防再出血。在怀疑 SAH 时，预防再出血的根本方法是尽早闭塞责任动脉瘤。

与动脉瘤再出血相关的因素包括更长时间才对动脉瘤进行处理、入院时神经状况较差、初始即有意识丧失、早先的预警性头痛发作（剧烈头痛发作持续 >1 小时而没有进行 aSAH 的诊断）、更大的动脉瘤体积以及收缩压 >160mmHg。

卧床休息是预防 SAH 患者再出血的重要措施。尽管单纯卧床并不能降低再出血的发生率，但它是预防再出血治疗的一部分。

自 aSAH 发作至动脉瘤闭塞治疗期间应严格控制急性高血压，这一点已经达成广泛共识，但血压控制的参考目标尚未明确，有研究显示，收缩压 >160mmHg 与动脉瘤再出血相关。多种药物可静脉滴注用以控制血压。尼卡地平的平稳降压效果优于拉贝洛尔和硝普钠，尽管尚缺乏不同临床预后情况的相关数据。虽然降低脑灌注压可能会导致脑缺血，一项对神经重症患者的队列研究发现，应用尼卡地平与脑氧分压的降低并无关联。氯维地平是一种非常短效的钙通道阻滞剂，也可以作为控制急性高血压的选择，但目前仍缺乏有关其用于 aSAH 的数据。

当存在动脉瘤闭塞治疗延迟时，抗纤溶疗法显示出了可降低动脉瘤再出血风险的作用。早期、短时间使用氨基己酸可显著降低 SAH 患者的再出血发生率并改善其 3 个月时的临床预后，且不增加迟发性脑缺血（delayed cerebral ischemia，DCI），但其下肢深静脉血栓形成的风险相对增高，尤其是对于有既往深静脉血栓形成病史的患者。一项基于 10 个随机对照试验的 Cochrane 系统评价结果显示，现有证据不支持抗纤溶药物治疗 SAH，短期使用可能是有效的，但仍需临床试验评估其有效性。氨基醋酸和氨甲环酸都没能获得美国食品药品管理局的批准，用以预防动脉瘤再出血。

　　治疗 aSAH 的主要目的是处理已破裂的责任动脉瘤，即去除出血源防止再出血。目前有两种主要的治疗方法：外科手术夹闭治疗和血管内治疗。动脉瘤夹闭术是指通过外科手术的方式，对于检查明确的破裂动脉瘤，使用夹持装置夹闭瘤颈，从而达到阻断瘤内血流的目的。血管内治疗主要包括两类：其中一类为动脉瘤栓塞术，即通过在动脉瘤内释放弹簧圈致局部血栓形成从而将动脉瘤与循环阻隔，该类治疗手段主要包括单纯弹簧圈动脉瘤栓塞术、支架辅助弹簧圈动脉瘤栓塞术、球囊辅助弹簧圈动脉瘤栓塞术等；另一类为血流导向装置（flow diverter，FD）置入术，即通过置入覆膜或密网孔的血流导向装置，使动脉瘤瘤体内血液淤滞，形成血栓而使动脉瘤闭塞。两种治疗方式均有其优势和缺陷。ISAT 研究提示栓塞治疗总体优于外科夹闭手术，BRAT 研究在两者间并无显著差异，但对于后循环动脉瘤，栓塞治疗效果优于外科夹闭手术。倾向于栓塞术的因素：年龄 >70 岁、不存在有占位效应的血肿、动脉瘤相关因素（后循环动脉瘤、窄颈动脉瘤、单叶形动脉瘤）；倾向于推荐夹闭术的因素：年龄较轻、合并有占位效应的血肿、动脉瘤相关因素（大脑中动脉及胼周动脉瘤、瘤颈宽、动脉瘤体直接发出血管分支、动脉瘤和血管形态不适于血管内弹簧圈栓塞术）。有关血流导向装置在动脉瘤中的应用，一项基于 2 个前瞻性队列研究、1 个回顾病例对照研究的荟萃分析（n=1 092）显示，患者的 1 年治愈率为 85.5%，再治疗率为 3%，新的前瞻性研究如PREMIER 等值得我们期待。应该在理论和技术允许的情况下，尽快处理动脉瘤以预防再出血；如果条件允许，应该在出现症状后的 72 小时内进行处理。此外，术后的亚低温治疗，可部分改善评分不良（Hunt-Hess量表 4～5 分及改良 Fisher 量表 3～4 分）患者的神经功能结局和降低病死率。除了动脉瘤原因外，动静脉畸形在 SAH 的发生中亦占据一定的位置，先前的观念倾向于未出血者不考虑介入治疗，但越来越多的证据表明积极地介入处理可带来额外的疗效。

【推荐意见】

1. 必须监测患者血压，静脉予以尼卡地平等钙通道阻滞剂或拉贝洛尔等 β 受体阻滞剂维持恰当的血压水平（Ⅰ级推荐，B 级证据）。保持大便通畅，避免用力及过度搬动，可能减少血压波动（Ⅰ级推荐，C 级证据）。降低再出血风险所需的血压控制幅度尚未确定，保持在收缩压 <160mmHg 和平均动脉压 >90mmHg 是合理的（Ⅰ级推荐，C 级证据），但使血压 <130mmHg

可能有害（Ⅲ级推荐，B级证据）。

2. 卧床休息有助于减少再出血，但需结合其他治疗措施（Ⅱ级推荐，B级证据）。

3. 对于需要推迟闭塞的动脉瘤，再出血风险较大且没有禁忌证的患者，短期内（<72小时）使用氨甲环酸或氨基己酸以降低动脉瘤的再出血是合理的（Ⅰ级推荐，B级证据）。对于不明原因的SAH、不愿意手术的患者使用氨甲环酸或氨基己酸等止血药是合理的，但要谨防深静脉血栓形成（Ⅰ级推荐，C级证据）。

4. 应尽早对，血糖值可控制在7.8～10.0mmol/L。应加强血糖监测并相应处理：血糖超过10mmol/L时可给予胰岛素治疗；血糖低于3.3mmol/L时，可给予10%～20%葡萄糖口服或注射治疗。目标是达到正常血糖水平。SAH患者进行病因学治疗（Ⅰ级推荐，A级证据）。血管内治疗和夹闭术治疗均可降低动脉瘤再破裂出血风险（Ⅰ级推荐，A级证据），推荐首选栓塞治疗以改善患者长期功能预后（Ⅰ级推荐，A级证据），尽可能完全闭塞动脉瘤（Ⅰ级推荐，B级证据）。

三、蛛网膜下腔出血后脑血管痉挛的处理

迟发性脑缺血（delayed cerebral ischemia，DCI）和脑血管痉挛是SAH之后最常见的并发症。约70%的aSAH患者会发生脑血管痉挛，36%的患者会出现DCI，脑血管痉挛开始于发病第3～5天，在第5～14天动脉管腔最狭窄，发病2～4周内逐渐缓解。症状性血管痉挛是由脑动脉狭窄导致的缺血综合征，其特点

是隐袭出现的意识模糊及意识水平下降，同时伴有局部运动和／或语言障碍，如果血管痉挛非常严重，还会发生脑梗死。DCI 定义为临床上患者出现临床恶化（局灶神经功能缺损、意识水平下降）或影像学新发梗死，除外其他原因所致（脑积水、再出血、发热、感染、代谢紊乱、癫痫等）。近年来，临床和基础研究发现，血管痉挛与患者的预后相关性不高，而症状性血管痉挛以及影像学发现的新发梗死病灶即 DCI，与患者的预后及临床过程密切相关。最近的研究提示肌钙蛋白升高、脑利钠肽升高均与 DCI 预后不良及死亡相关。DCI 目前发病机制尚不明确，包括血管长时间的动脉收缩、血液成分的崩解、动脉壁的结构改变及所产生的炎症反应，继发脑微循环的灌注减少。Frontera 等对 580 例蛛网膜出血患者按照血管痉挛、症状性血管痉挛、DCI 不同定义进行判定，并各自评价其与临床表现和预后的相关性，最终发现，临床及影像学发现的 DCI 与临床和预后最为密切相关，而不是单纯的血管痉挛。

　　脑血管造影检查易于发现 SAH 患者已经发生的脑血管痉挛，脑大动脉痉挛的严重程度与神经功能缺损严重程度呈正相关，微小的脑血管痉挛患者不但会出现临床症状，甚至会进展为脑梗死，脑血管造影是诊断脑血管痉挛的金标准。经颅多普勒超声（TCD）监测血管痉挛能否成为重症监护病房的常规检查，临床上对此仍然存在争议。一个纳入 15 项研究（$n=5\ 463$）的荟萃分析指出 TCD 较脑血管造影具有更高的诊断敏感度、特异度和阴性预测值，能更好地识别血管痉挛及预测 DCI。另一项基于 17 个研究（n=2 870）的系统评价指出 TCD 诊断血管痉挛具有高敏感度和阴性预测值，是理想的监测设备。Lindegaard 比值（脑血流与同侧颅外颈内动脉血流的速度比）很有价值，对于颈内动脉床突上段、大脑前动脉、大脑中动脉和椎 - 基底动脉系统，当比值在 5 ~ 6 时，则可证明患者存在脑血管痉挛，需根据个体情况进行治疗。但目前，还未能充分证明根据 TCD 治疗 SAH 是否能改善预后。

尽管连续的神经学检查十分重要，但对临床分级较差的患者而言，其敏感性有限，因此需要根据临床情况调整诊断方法。多种诊断工具常用于判定动脉狭窄和 / 或灌注异常或脑氧合降低，这些不同的工具均有其优点和缺点。尽管一些试验针对大动脉狭窄的诊断准确性对某些方法进行过比较性研究，但尚无随机试验比较应用不同诊断方法对患者结局的影响。有证据支持，与解剖相关的成像技术发现动脉狭窄或经颅多普勒超声发现血流速度改变相比，灌流成像通过显示低灌注区可能会更为准确地判别 DCI，尤其在大脑中动脉区域可获得最佳数据。CT 灌注成像技术极具发展前途，尽管造影剂负荷和辐射暴露风险限制了其重复应用。

若已明确血管痉挛的诊断，则应尽早进行治疗，如改善血流动力学治疗和血管内介入治疗。治疗血管痉挛的目的是通过控制颅内压以降低耗氧率、改善脑血流量（cerebral blood flow，CBF），从而减少缺血性神经功能损伤。在改善 CBF 的过程中，高血压、高血容量治疗已经成为脑血管痉挛治疗的主要方法。在治疗过程中，避免血容量过低是可行的，但目前尚无证据支持预防性高血流动力学的治疗有效。在预防脑血管痉挛时，应注意防止全身性代谢损害，如高血糖、酸中毒、电解质紊乱、缺氧、高热和有创性操作导致的败血症等，从而避免脑血管痉挛带来的进一步缺血性脑损害。

钙通道阻滞剂，尤其是尼莫地平，已被批准在美国使用，因为该药被证实可降低患者死亡率并促进脑功能的恢复。但是，目前尚无证据显示，患者服用此药物可减少经血管造影证实的血管痉挛的发生。一项综合荟萃分析证实尼莫地平可通过脑保护机制而非预防大血管痉挛狭窄来改善神经结局。

根据个案报道和非对照试验的结果，很多医师使用诱导高血压和高容量的方法改善了患者预后。主动升高动脉压和增加血浆容量增加了脑水肿、梗死的出血转化、可逆性白质脑病、心肌梗死和充血性心力衰竭的风险。诊断为 DCI 后的初步治疗为诱导患者建立高血流动力学状态以改善脑灌注。过去的高血流动力学包括血液稀释、高血容量及和高压疗法。最新的采用诱导升血压治疗 SAH 后 DCI 的随机对照试验结果提示，尚无任何证据支持诱导性升压有效，也没有证据表明这种治疗方式可导致严重的不良事件，应慎重抉择。

【推荐意见】

1. 所有 aSAH 患者均应口服尼莫地平，每次

60mg，1 次 /4h，连用 21 日可降低 SAH 所致各种严重并发症的风险（Ⅰ级推荐，A 级证据）；其他钙拮抗剂，无论是口服还是静脉注射，疗效均不确切。

2. 推荐维持体液平衡和正常循环血容量以预防 DCI（Ⅰ级推荐，B 级证据）。

3. 应用经颅多普勒超声监测动脉痉挛的发生是合理的（Ⅱ级推荐，B 级证据）。CT 或磁共振灌注成像可用于发现潜在的脑缺血区域（Ⅱ级推荐，B 级证据）。

四、蛛网膜下腔出血合并脑积水的治疗

SAH 病例中有 20% ~ 30% 出现明显的脑积水并发症；包括急性梗阻性脑积水与迟发性交通性脑积水。脑积水的临床表现主要为头痛、逐渐进展性意识水平下降、精神运动减慢，短期记忆受损，向上凝视受限，第Ⅵ对脑神经麻痹和下肢反射亢进、尿失禁等。急性阻塞性脑积水导致颅内压（ICP）升高时，患者可能会由于脑干受压而出现昏迷。

急性神经功能恶化及 CT 发现进展性脑室扩大是脑室外引流的明确指征。但入院时患者意识不清且 CT 发现脑室扩大，行脑室外引流是有争议的。因为神经功能损伤可能是早期出血导致而并非脑积水。这些患者可以观察 24 小时，有些患者不干预也有所改善。如果连续 CT 检查发现进展性的脑室扩大或者神经功能恶化，是脑室外引流指征。许多数据表明如果引流在平均压（< 10cmH_2O）下进行，脑室外引流不会增加动

脉瘤再出血的发生率。

存活的患者中 18% ~ 26% 因慢性脑积水需要永久脑室分流术。需要永久分流与高龄、急性脑水肿、脑室出血、临床表现差及女性患者相关。SAH 后有慢性脑积水症状的患者推荐使用临时或永久脑脊液分流术。脑脊液引流后患者有意识障碍好转等。

【推荐意见】

1. aSAH 相关性急性症状性的脑积水应通过脑脊液分流予以治疗（根据临床情况选择 EVD 或腰大池引流）（Ⅰ级推荐，B 级证据）。

2. SAH 相关性慢性症状性脑积水应通过持续脑脊液引流予以治疗（Ⅰ级推荐，C 级证据）。

五、蛛网膜下腔出血合并癫痫的治疗

aSAH 后癫痫的发生率为 6% ~ 26%，两项回顾性研究结果显示，aSAH 后非惊厥癫痫持续状态是临床预后不良的最主要预测因子。院前癫痫发作的发生率为 17.9%，院内发作为 4.1%。术后即刻癫痫发作的发生率约为 2.3%，迟发性癫痫的发生率约为 5.5%。ISAT 结果显示：手术夹闭组癫痫发作发生率（13.6%）显著高于血管内弹簧栓塞治疗组（8.3%）。回顾性研究发现了一些与早期发生 aSAH 相关性癫痫有关的危险因素，包括大脑中动脉动脉瘤、aSAH 的血块厚度、相关性脑内血肿、再出血、梗死，神经学分级较差及高血压病史。发现 8% 的昏迷患者出现非惊厥性的癫痫持续状态，但这个比例可能由于选择符合 EEG 适应证的患者检查而被高估。是否应对所有 SAH 或昏迷患者进行连续脑电图监测尚不明确。一项回顾性研究提示，持续 EEG 监测可以预测不良预后，但是不能改善预后。另有一些回顾性研究认为，SAH 后预防性应用抗癫痫药物对患者并无益处。一项抗惊厥药（苯妥英钠）对认知功能影响的回顾性研究显示，苯妥英钠对 SAH 患者出血后 3 个月的认知功能有不利影响。由于缺乏证据支持使用抗癫痫药物进行预防性治疗，而且可能存在严重药物不良反应的缺点，目前不建议使用抗癫痫药物进行预防性治疗。

对于伴有临床明显痫性发作的患者以及伴有脑实质血肿、顽固性高血压、脑梗死或大脑中动脉瘤等迟发癫痫的危险因素患者，可以考虑使用抗癫痫治疗。推荐静脉内给予磷苯妥英或苯妥英钠抗癫痫治疗，预防癫痫相关的再出血，对于 SAH 分级差的昏迷患者推荐连续的脑电图（cEEG）监测。

【推荐意见】

1. 对有明确癫痫发作的患者必须给予药物治疗，但不主张预防性使用抗癫痫药物（Ⅱ级推荐，B 级证据）。

2. 不推荐常规长期使用抗癫痫药物（Ⅱ级推荐，B 级证据），但对于有迟发性癫痫危险因素的患者，若先前曾有癫痫、脑出血、脑梗死、大脑中动脉动脉瘤破裂等，可考虑长期使用抗癫痫药物（Ⅱ级推荐，B 级证据）。

六、蛛网膜下腔出血后低钠血症和血容量不足的处理

SAH 急性期常常会出现高钠血症和低钠血症。据报道，SAH 后低钠血症的发生率为 10% ~ 30%。SAH 后低钠血症可由不同机制发展而来。脑耗盐综合征（CSW）及抗利尿激素异常分泌综合征（SIADH）被认为是低钠血症的原因。脑耗盐综合征的诊断更常见于临床分级较差、前交通动脉瘤破裂及脑水肿患者，而且其可能是预后不良的一个独立危险因素。应用晶体或胶体的非对照研究提示，积极的容量复苏可改善脑耗盐对 aSAH 后脑缺血风险的影响。一项回顾性研究提示，在这种情况下，3% 的盐溶液可有效纠正低钠血症。此外，对较高分级的 aSAH 患者，应用高渗盐溶液似乎可增加其局部脑血流量、脑组织供氧及 pH 水平。由于 aSAH 患者常需要高渗液体治疗来控制颅内压，且有研究表明高钠血症的 aSAH 患者预后比低钠血症的更差，所以应积极治疗低钠血症和高钠血症。限制水摄入、应用醋酸氟氢化可的松和高渗盐溶液防止和纠正低钠血症是合理的，但该研究与另一项 Cochrane 系统评价均不支持类固醇可改善患者预后。

【推荐意见】

1. 不建议 aSAH 后应用大量低张液体以及血管内容量浓缩治疗（Ⅲ级推荐，B 级证据）。

2. 联合中心静脉压、肺动脉楔压及体液平衡，监测某些近期 aSAH 患者的血容量状态是合理的，应用

晶体或胶体治疗血容量浓缩时也需继续进行监测（Ⅱ级推荐，B级证据）。

　　3. 限制水摄入、应用醋酸氟氢化可的松和高渗盐溶液防止和纠正低钠血症是合理的。

参 考 文 献

[1] 中华医学会神经病学分会，中华医学会神经病学分会脑血管病学组，中华医学会神经病学分会神经血管介入协作组. 中国蛛网膜下腔出血诊治指南 2019[J]. 中华神经科杂志, 2019, 52(12): 1006-1021.

[2] 中华医学会神经病学分会，中华医学会神经病学分会脑血管病学组. 中国脑出血诊治指南 2019[J]. 中华神经科杂志, 2019, 52(12): 994-1005.

[3] WU S, WU B, LIU M, et al. Stroke in China: advances and challenges in epidemiology, prevention, and management[J]. Lancet Neurol, 2019, 18（4）: 394-405.

[4] Expert Panel on Neurologic Imaging, SALMELA M B, MORTAZAVI S, et al. ACR Appropriateness Criteria Cerebrovascular Disease[J]. J Am Coll Radiol, 2017, 14（5S）: S34–S61.

[5] LAW Z K, ALI A, KRISHNAN K, et al. Noncontrast Computed Tomography Signs as Predictors of Hematoma Expansion, Clinical Outcome, and Response to Tranexamic Acid in Acute Intracerebral Hemorrhage[J]. Stroke, 2020, 51(1):121-128.

[6] LI Q, LIU Q J, YANG W S, et al. Island sign: an imaging predictor for early hematoma expansion and poor outcome in patients with intracerebral hemorrhage[J]. Stroke, 2017, 48(11): 3019-3025.

[7] MOROTTI A, BOULOUIS G, ROMERO J M, et al. Blood pressure reduction and noncontrast CT markers of intracerebral hemorrhage expansion[J]. Neurology, 2017, 89(6): 548-554.

[8] LI Q, YANG W S, CHEN S L, et al. Black hole sign predicts poor outcome in patients with intracerebral hemorrhage[J]. Cerebrovasc Dis,

2018, 45(1-2): 48-53.

[9] LI Q, ZHANG G, XIONG X, et al. Black hole sign: novel imaging marker that predicts hematoma growth in patients with intracerebral hemorrhage[J]. Stroke, 2016, 47(7): 1777-1781.

[10] MOULLAALI T J, WANG X, MARTIN R H, et al. Statistical analysis plan for pooled individual patient data from two landmark randomized trials (INTERACT2 and ATACH-II) of intensive blood pressure lowering treatment in acute intracerebral hemorrhage[J]. Int J Stroke, 2019, 14(3):321-328.

[11] ANDERSON C S, HEELEY E, HUANG Y, et al. Rapid blood-pressure lowering in patients with acute intracerebral hemorrhage[J]. N Engl J Med, 2013, 368(25):2355-2365.

[12] YOU S, ZHENG D, DELEOURT C, et al. Determinants of Early Versus Delayed Neurological Deterioration in Intracerebral Hemorrhage[J]. Stroke, 2019, 50(6):1409-1414.

[13] DONG R, LI F, XU Y, et al. Safety and efficacy of applying sufficient analgesia combined with a minimal sedation program as an early antihypertensive treatment for spontaneous intracerebral hemorrhage: a randomized controlled trial[J]. Trials, 2018, 19(1):607.

[14] CORDONNIER C, DEMCHUK A, ZIAI W, et al. Intracerebral haemorrhage: current approaches to acute management[J]. Lancet, 2018, 392(10154):1257-1268.

[15] HALLER J T, WISS A L, MAY C C, et al. Acute Management of Hypertension Following Intracerebral Hemorrhage[J]. Crit Care Nurs Q, 2019, 42(2):129-147.

[16] KO S B, YOON B W. Blood Pressure Management for Acute Ischemic and Hemorrhagic Stroke: The Evidence[J]. Semin Respir Crit Care Med, 2017, 38(6):718-725.

[17] MARCOLINI E, STRETZ C, DEWITT K M. Intracranial Hemorrhage and Intracranial Hypertension[J]. Emerg Med Clin North Am, 2019, 37 (3):529-544.

[18] GOGOY D A, NUNEZ -PATINO R A, ZORRILLA-VACA A, et al. Intracranial Hypertension After Spontaneous Intracerebral Hemorrhage: A Systematic Review and Meta-analysis of Prevalence and Mortality Rate[J]. Neurocrit Care, 2019, 31(1):176-187.

[19] LI M, MU F Q M, HAN Q, et al. Exploration of Efficacy and Safety of Interventions for Intraventricular Hemorrhage: ANetwork Meta-Analysis[J]. World Neurosurg, 2020, 136: 382- 389.

[20] MANOEL O A L. Surgery for spontaneous intracerebral hemorrhage[J]. Crit Care, 2020, 24(1):45.

[21] AKHIGBE T, ZOLNOURIAN A. Role of surgery in the management of patients with supratentorial spontaneous intracerebral hematoma: Critical appraisal of evidence[J]. J Clin Neurosci, 2017, 39:35-38.

[22] BHATIA K, HEPBURN M, ZIU E, et al. Modern Approaches to Evacuating Intracerebral Hemorrhage[J]. Curr Cardiol Rep, 2018, 20(12):132.

[23] HNALEY D F, THOMPSON R E, ROSENBLUM M, et al. Efficacy and safety of minimally invasive surgery with thrombolysis in intracerebral haemorrhage evacuation (MISTIE III): a randomised, controlled, open-label, blinded endpoint phase 3 trial[J]. Lancet, 2019, 393(10175):1021-1032.

[24] GUO R, BLACKER D J, WANG X, et al. Practice Patterns for Neurosurgical Utilization and Outcome in Acute Intracerebral Hemorrhage: Intensive Blood Pressure Reduction in Acute Cerebral Hemorrhage Trials 1 and 2 Studies[J]. Neurosurgery, 2017, 81(6):980-985.

[25] FAN J S, HUANG H H, CHEN Y C, et al. Emergency department DNR order in patients with spontaneous intracerebral hemorrhage[J]. Am J Emerg Med, 2017, 35(12):1850-1854.

[26] PATEL A A, MAHAJAN A, BENJO A, et al. A National Perspective of Do-Not-Resuscitate Order Utilization Predictors in Intracerebral Hemorrhage[J]. Neurohospitalist, 2016, 6(1):7-10.

[27] KURAMATSU J B, HUTTNER H B. Management of oral anticoagulation after intracerebral hemorrhage[J]. Int J Stroke, 2019, 14(3):238-246.

[28] POLI L, GRASSI M, ZEDDE M, et al. Anticoagulants Resumption after Warfarin-Related Intracerebral Haemorrhage: The Multicenter Study on Cerebral Hemorrhage in Italy (MUCH-Italy) [J]. Thromb Haemost, 2018, 118(3):572-580.

[29] RESTART Collaboration. Effects of antiplatelet therapy after stroke due to intracerebral haemorrhage (RESTART): a randomised, open-label trial[J]. Lancet, 2019, 393(10191):2613-2623.

[30] LEASURE A C, KING Z A, TORRES-LOPEZ V, et al. Racial/ethnic disparities in the risk of intracerebral hemorrhage recurrence[J]. Neurology, 2020, 94(3):e314-e322.

[31] LI C J, DU X X, YANG K, et al. Effects of professional rehabilitation training on the recovery of neurological function in young stroke patients[J]. Neural Regen Res, 2016, 11(11):1766-1772.

[32] CONNOLLY E S, RABINSTEIN A A, CARHUAPOMA J R, et al. Guidelines for the Management of Aneurysmal Subarachnoid Hemorrhage: A Guideline for Healthcare Professionals From the American Heart Association/American Stroke Association[J]. Stroke, 2012, 43（6）: 1711-1737.

[33] DIRINGER M N, BLECK T P, HEMPHILL J C, et al. Critical care management of patients following aneurysmal subarachnoid hemorrhage: recommendations from the Neurocritical Care Society's Multidisciplinary Consensus Conference[J]. Neurocrit Care, 2011, 15（2）: 211-240.

[34] STEINER T, JUVELA S, UNTERBERG A, et al. European stroke organization guidelines for the management of intracranial aneurysms and subarachnoid haemorrhage[J]. Cerebrovasc Dis, 2013, 35（2）: 93-112.

[35] OPPENHEIM C, DOMIGO V, GAUVRIT J Y, et al. Subarachnoid

hemorrhage as the initial presentation of dural sinus thrombosis[J]. AJNR Am J Neuroradiol, 2005, 26: 614-617.

[36] BRAH S, THOMAS G, CHAPON F, et al. Subarachnoid hemorrhages form ruptured aneurysms as the presenting feature of lupus cerebral vasculitis[J]. Rev Med Interne, 2012, 33（2）:10-13.

[37] MACDONALD R L, SCHWEIZER T A. Spontaneous subarachnoid haemorrhage[J]. Lancet, 2017, 389（10069）:655-666.

[38] PHILIPP L R, MCCRACKEN D J, MCCRACKEN C E, et al. Comparison Between CTA and Digital Subtraction Angiography in the Diagnosis of Ruptured Aneurysms[J]. Neurosurgery, 2017, 80（5）:769-777.

[39] DERDEYN C P, ZIPFEL G J, ALBUQUERQUE F C, et al. Management of Brain Arteriovenous Malformations: A Scientific Statement for Healthcare Professionals From the American Heart Association/American Stroke Association[J]. Stroke, 2017, 48:200-224.

[40] JOHNSTON S C, HIGASHIDA R T, BARROW D L, et al. Recommendations for the endovascular treatment of intracranial aneurysms: a statement for healthcare professionals from the Committee on Cerebrovascular Imaging of the American Heart Association Council on Cardiovascular Radiology[J]. Stroke, 2002, 33: 2536-2544.

[41] BEDERSON J B, CONNOLLY E S J, BATJER H H, et al. Guidelines for the management of aneurysmal subarachnoid hemorrhage: a statement for healthcare professionals from a special writing group of the Stroke Council, American Heart Association[J]. Stroke, 2009, 40: 994-1025.

[42] KUMAR G, DUMITRASCU O M, CHIANG C C, et al. Prediction of Delayed Cerebral Ischemia with Cerebral Angiography: A Meta-Analysis[J]. Neurocrit Care, 2019, 30(1):62-71.

[43] ESKEY C J, MEYERS P M, NGUYEN T N, et al. Indications for the Performance of Intracranial Endovascular Neurointerventional Procedures: A Scientific Statement From the American Heart

Association[J]. Circulation, 2018, 137(21):e661-e689.

[44] WONG J, SLOMOVIE A, IBRAHIM G, et al. Microsurgery for ARUBA Trial (A Randomized Trial of Unruptured Brain Arteriovenous Malformation)-Eligible Unruptured Brain Arteriovenous Malformations[J]. Stroke, 2017, 48(1):136-144.

[45] ZHANG L, ZHANG B, QI S. Impact of echocardiographic wall motion abnormality and cardiac biomarker elevation on outcome after subarachnoid hemorrhage: a meta-analysis[J]. Neurosurg Rev, 2020, 43（1）:59-68.

[46] HELBOK R, RAVI C M, MIEHAEL J, et al. Intracerebral monitoring of silent infarcts after subarachnoid hemorrhage[J]. Neurocrit Care, 2011, 14（2）: 162-167.